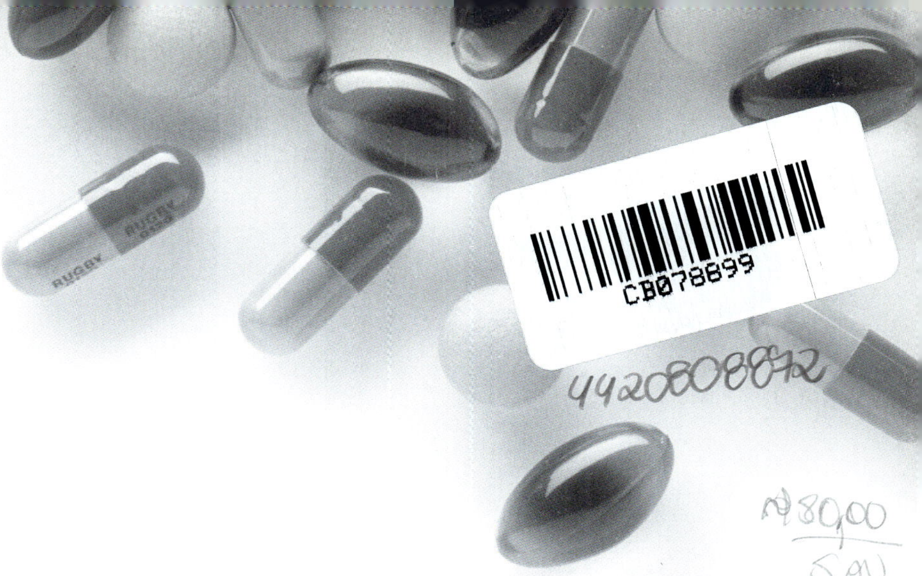

PROF. DR. GUSTAV **SCHELLACK**

FARMACOLOGIA

UMA ABORDAGEM DIDÁTICA

EDITORA FUNDAMENTO

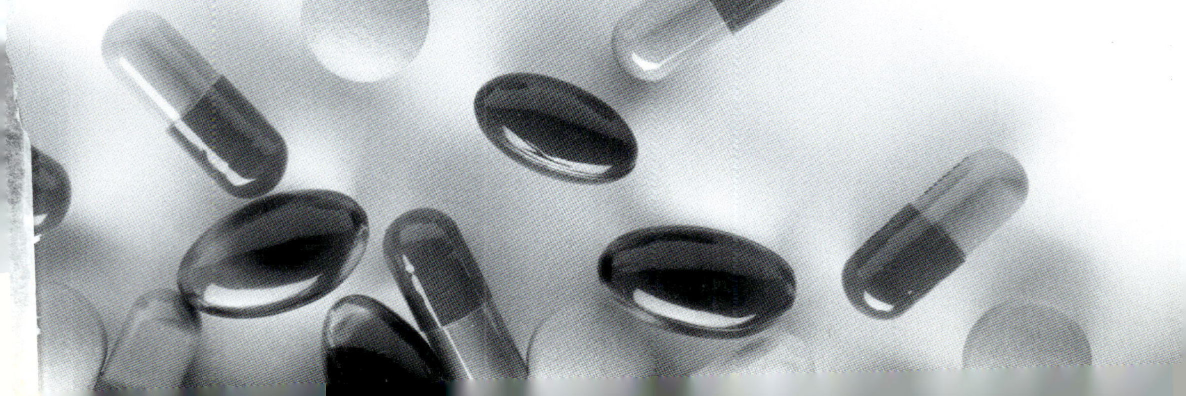

2005, Editora Fundamento Educacional Ltda.

Editor e edição de texto: Editora Fundamento
Versão brasileira: Patricia Domingues Ribas
Assessoria técnica: Dra. Lais Rodrigues Torres Andrade
Capa e editoração eletrônica: Commcepta Design
Fotolito e impressão: Sociedade Vicente Pallotti

Dados Internacionais de Catalogação na Publicação (CIP)
(Câmara Brasileira do Livro, SP, Brasil)

Schellack, Gustav
Farmacologia na prática clínica da área de saúde / Gustav Schellack ; versão brasileira : Patricia Domingues Ribas. – São Paulo - SP : Editora Fundamento Educacional, 2005.

Título original : Pharmacology in clinical practice
"Natasjha Engelbrecht é co-autora dos capítulos 6, 7, 8 e 9".

1. Farmacologia I. Engelbrecht, Natasjha. II. Título

04-5946 CDD-615.1

Índices para catálogo sistemático:
1. Farmacologia 615.1

Fundação Biblioteca Nacional

Depósito legal na Biblioteca Nacional, conforme Decreto n.º 1.825, de dezembro de 1907.

Impresso no Brasil

Telefone: (41) 3015 9700
E-mail: info@editorafundamento.com.br
Site: www.editorafundamento.com.br

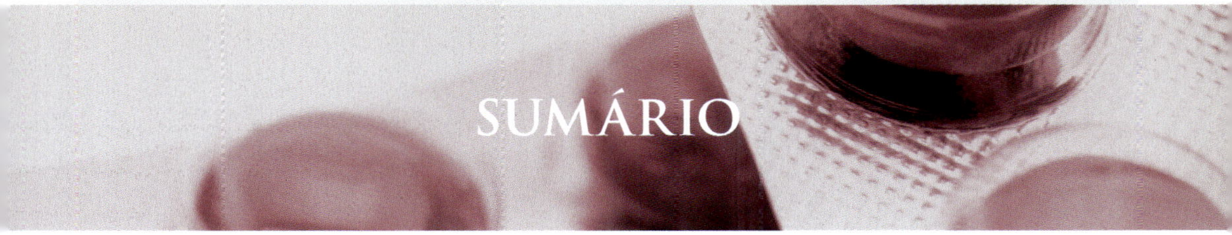

SUMÁRIO

CAPÍTULO 11
O TRATAMENTO ANTIMICROBIANO DAS INFECÇÕES E INFESTAÇÕES 136

Gustav Schellack

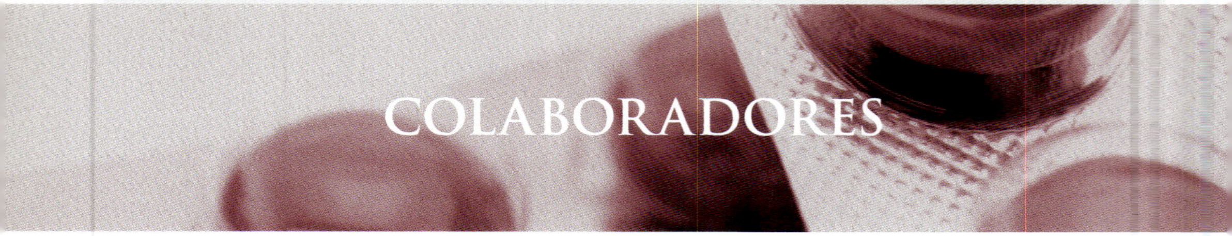

COLABORADORES

Gustav Schellack é o editor e o autor principal. Ele é professor na Academia de Treinamento Netcare em Pretória e ex-professor da Universidade de Pretória. Gustav é especialista em farmacologia.

Natasjha Engelbrecht é co-autora dos capítulos 6, 7, 8 e 9. Ela é professora na Universidade de Pretória.

Este livro é dedicado à minha querida e amorosa esposa, Natalie.
G.S.

PREFÁCIO

Este texto foi preparado como uma introdução à fascinante ciência da farmacologia e para ilustrar a importância e a aplicabilidade dos princípios farmacológicos à prática da área de saúde.

A força deste texto está na explicação dos princípios que sustentam as duas grandes subdivisões da farmacologia: a farmacodinâmica e a farmacocinética. Apenas os maiores e mais significativos grupos de drogas, com exemplos limitados de drogas e suas aplicações clínicas, foram abordados. O leitor é aconselhado a consultar referências apropriadas sobre drogas para tópicos como indicações, contra-indicações, efeitos colaterais e esquemas posológicos, já que este texto não foi preparado para servir como um formulário ou guia de prescrição.

A **Parte 1** lida com os princípios científicos da farmacologia. A **Parte 2** aborda os aspectos farmacológicos do tratamento com drogas em relação aos grandes sistemas de órgãos do corpo humano. Apenas nomes genéricos de drogas são usados neste texto; eles foram impressos em letras itálicas para facilitar o reconhecimento. Os nomes das drogas que estão relacionados na Lista de Drogas Essenciais à Saúde (EDL) foram impressos em letras itálicas negritadas.

G.S.

LEGENDA

LEGENDA PARA OS SÍMBOLOS USADOS NESTE LIVRO

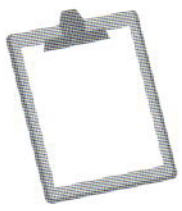

Ícone prancheta: Este ícone foi usado para informações que fornecem algumas notas explicativas.

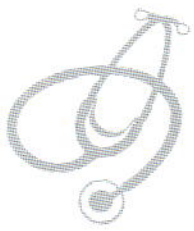

Ícone estetoscópio: Este ícone foi usado para chamar sua atenção para informações a respeito dos efeitos de drogas específicas no paciente ou informações pertinentes à aplicação clínica.

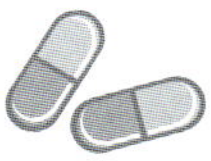

Ícone cápsula: Você verá este ícone quando a informação é relacionada a grupos específicos de drogas ou exemplos de drogas específicas.

<u>Alcalóide de planta</u>: Palavras que foram escritas em negrito e sublinhadas são explicadas no rodapé.

Codeína: Palavras que aparecem em itálico são nomes genéricos de drogas.

Amoxicilina: Palavras que aparecem em itálico e negrito são os nomes de drogas que estão relacionados na Lista para o Cuidado Primário com a Saúde do Departamento de Drogas Essenciais à Saúde (EDL).

Antagonistas: Palavras e frases que aparecem em negrito são termos importantes ou vocabulário que o leitor precisa entender bem. É aconselhável a consulta a um dicionário confiável quando necessário.

Rofecoxib*: Palavras com asterisco são nomes de drogas que não constam do bulário brasileiro, seja porque não foram ainda lançadas no Brasil ou por terem sido retiradas do mercado brasileiro.

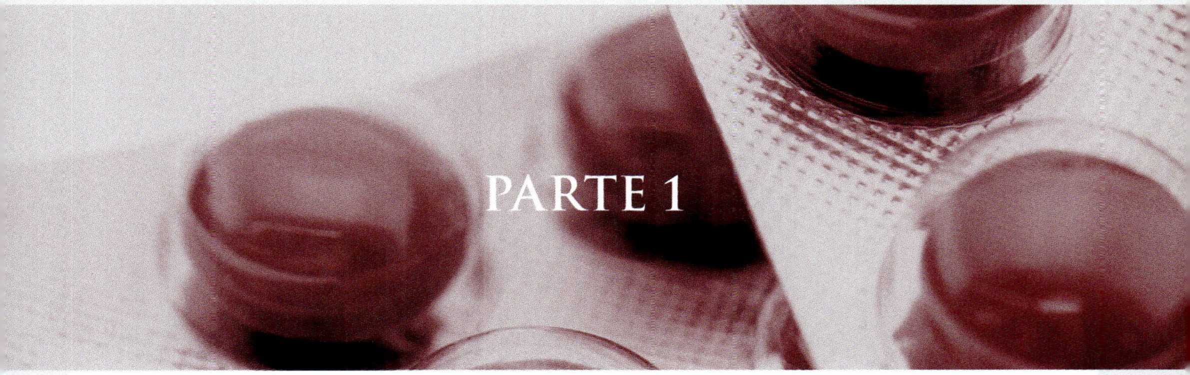

PARTE 1

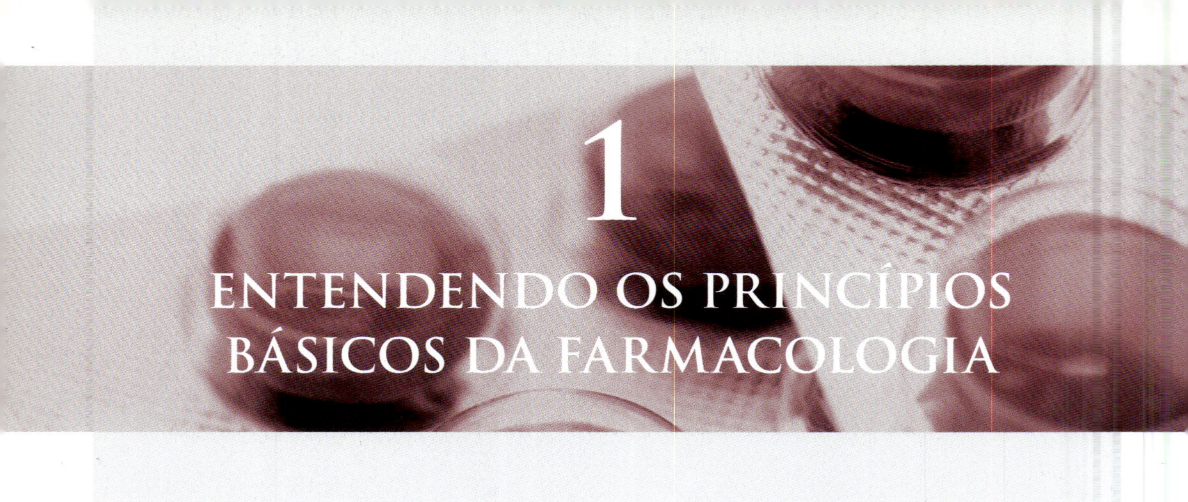

1 ENTENDENDO OS PRINCÍPIOS BÁSICOS DA FARMACOLOGIA

1.1 INTRODUÇÃO À CIÊNCIA DA FARMACOLOGIA

Drogas são substâncias químicas usadas para prevenir, diagnosticar e tratar doenças. A farmacologia é o estudo científico das drogas, de onde elas vêm e como funcionam.

1.1.1 Qual é o papel das drogas no tratamento das doenças?

O tratamento das doenças pode conter uma variedade de **modalidades**, que têm como objetivo remover o(s) agente(s) causador(es), aliviar os sintomas, reduzir o sofrimento e levar a um resultado satisfatório. Essas modalidades podem incluir procedimentos invasivos de diagnóstico, reparo ou remoção cirúrgica do tecido doente, e controle médico por meio do uso de tratamento com drogas ou farmacoterapia.

Como profissionais da saúde, confrontamo-nos com doenças físicas e mentais diariamente. A enfermidade ou doença é causada por vários fatores, alguns **intrínsecos** (isto é, de dentro dos próprios seres humanos, por exemplo, fatores genéticos, mecanismos de adaptação inadequados, idade e sexo) e outros **extrínsecos** (determinados por fatores ambientais, como produtos químicos danosos, agentes físicos, micróbios e poluentes ambientais, ou a falta de meios para viver adequadamente).

Modalidades: o emprego ou a aplicação de agentes ou esquemas terapêuticos durante o tratamento da doença.

Esses fatores causadores de doenças podem ocasionar mudanças estruturais (anatômicas), funcionais (fisiológicas) e moleculares (ou bioquímicas) no corpo, sendo a maioria delas tanto **identificável** quanto **quantificável** pela ciência médica dos tempos modernos. Reconhecer essas mudanças nos ajuda a desenvolver modalidades de tratamento apropriadas para controlá-las. A hipertensão essencial, por exemplo, é tanto identificável quanto quantificável por meio de uma leitura não invasiva da pressão arterial com um estetoscópio e um esfigmomanômetro. Uma leitura de 175/105 mmHg é indicativa não apenas da presença da hipertensão, mas também de quão alta ela está. Assim, quantificar a doença é fornecer uma medida de sua **severidade**.

1.1.2 As modalidades de tratamento: clínica, cirúrgica e psiquiátrica

> Os pacientes normalmente se encaixam em uma de três categorias: clínica, cirúrgica ou psiquiátrica, ou numa combinação delas. No entanto, todas as três categorias de pacientes podem requerer tratamento com drogas de uma forma ou de outra.

As mudanças estruturais causadas pela doença são freqüentemente controladas ou tratadas por meio de intervenção cirúrgica, enquanto as mudanças funcionais e moleculares podem responder à intervenção química. A **patologia** é o estudo científico da doença e dos fatores causadores de doenças.

Tipicamente, pacientes que requerem **cirurgia** receberão drogas para acalmá-los durante a fase pré-operatória do tratamento e para potencializar o efeito da anestesia geral que eles receberão na sala de cirurgia; analgésicos para controlar a dor no pós-operatório; e drogas para evitar ou controlar complicações no pós-operatório, incluindo antimicrobianos para profilaxia contra infecções bacterianas e heparina para a prevenção de trombos venosos.

Pacientes da categoria **clínica**, por outro lado, normalmente requerem uma combinação de esquemas de tratamento com drogas, mudanças no estilo de vida e alguma forma de repouso que promoverá sua remissão ou recuperação, enquanto pacientes **psiquiátricos** podem ter necessidade de psicoterapia extensiva ou interação terapêutica e diálogos reforçados pela terapia psiquiátrica com drogas.

Portanto, não é surpresa que muitas autoridades no assunto vejam o tratamento com drogas, também conhecido como **farmacoterapia**, como a espinha dorsal de todas as modalidades de tratamento (isto é, a influência química quantitativa sobre doenças físicas ou mentais, ou a influência secundária sobre procedimentos invasivos, depois que os objetivos apropriados do tratamento clínico tenham sido definidos), independentemente de sua natureza médica, cirúrgica ou psiquiátrica. **Em outras palavras, as drogas podem ser usadas no tratamento contra a doença ou para apoiar e fortalecer outras intervenções terapêuticas.**

1.2 O QUE SÃO DROGAS?

> Mudanças fisiológicas ou mentais que são ocasionadas pela doença podem ser positivamente influenciadas com um arranjo de substâncias químicas chamadas drogas.

Nota 1-1 Formas de apresentação

Formas comuns de apresentação encontradas na prática clínica incluem (mas não estão limitadas a):

- Aerossol
- Cápsulas
- Creme
- Elixir
- Emulsão
- Gel
- Grânulos
- Loção
- Pomada
- Preparações oftálmicas e auriculares
- Preparações parenterais para injeção
- Pasta
- Supositórios vaginais
- Pós
- Adesivos para administração transdérmica
- Supositório
- Suspensão
- Xarope
- Comprimidos
- Líquidos voláteis e gases

Drogas são substâncias químicas que influenciam processos fisiológicos ou mentais no organismo. Quando utilizadas com bom senso e supervisão, as drogas mostrarão seus efeitos biológicos benéficos na presença de uma doença física ou mental. Algumas drogas podem até mesmo ser usadas para prevenir ou diagnosticar uma doença. O termo "droga", no entanto, está também associado ao uso e ao abuso de substâncias ditas euforizantes, que afetam o sistema nervoso central (SNC) de uma maneira ou de outra e, ao fazer isso, causam dependência química ou vício. Para os propósitos deste livro, o termo será aplicado apenas às drogas que são utilizadas para fins medicinais.

As drogas normalmente requerem uma preparação especial para torná-las apropriadas para administração aos pacientes. Isso pode incluir a combinação entre elas, a adição de corantes, aromatizantes e conservantes, a preparação de **formas de apresentação** adequadas (por exemplo, comprimidos, cápsulas, soluções, elixires, supositórios, etc.) e a decisão quanto à freqüência de administração apropriada. A arte e a ciência da preparação de drogas e da decisão sobre as formas de apresentação é conhecida como **farmácia**. Drogas que foram farmaceuticamente preparadas são chamadas de **medicamentos**. Um medicamento pode, portanto, conter uma, duas ou muitas drogas diferentes (como substâncias ativas) em uma base adequada (de substâncias farmacologicamente inativas conhecidas como **excipientes**).

1.3 DANDO NOMES ÀS DROGAS E AOS MEDICAMENTOS

> Nomes genéricos são normalmente reconhecidos internacionalmente, enquanto nomes comerciais são exclusivos dos fabricantes de produtos específicos. Pode-se mesmo dizer que drogas possuem nomes genéricos e medicamentos possuem nomes comerciais.

O conhecido β-bloqueador ***atenolol***, por exemplo, é vendido sob uma grande variedade de **nomes comerciais**. Cada nome comercial é registrado como uma marca pertencente ao fabricante em questão. Os fabricantes utilizam esses nomes comerciais registrados para divulgar e vender seus produtos.

Nomes genéricos, por outro lado, identificam a droga ou as drogas contidas de fato no produto do fabricante. Algumas vezes uma droga específica é combinada com uma ou mais outras drogas em um único produto. O ***atenolol***, por exemplo, pode ser encontrado em combinação com o diurético *clortalidona*. Portanto, faz sentido estudar a farmacologia das drogas usando os nomes genéricos apropriados. Existem, no entanto, alguns poucos casos em que os nomes genéricos diferem de um país para outro – mesmo entre dois países onde se fala a mesma língua. Quando se estudam textos dos Estados Unidos, por exemplo, os leitores perceberão que *acetaminofen* é o nome genérico dado a uma droga que é conhecida no Brasil também como ***paracetamol***. De maneira similar, a droga genérica que é chamada de *epinefrina* nos Estados Unidos é mais conhecida no Brasil como ***adrenalina***.

Os nomes genéricos identificam as várias **drogas** que são usadas na prática clínica. Essas drogas constituem uma variedade de **produtos medicamentosos** que carregam os nomes comerciais registrados de seus fabricantes, sob os quais serão comercializados e vendidos a distribuidores, farmácias e consumidores finais.

1.4 O QUE É FARMACOLOGIA?

Para estarmos capacitados a usar e administrar drogas (ou medicamentos) eficientemente, devemos saber o que esperar delas e o que acontecerá com elas quando forem introduzidas no corpo.

A **farmacologia** é o estudo científico das drogas, de onde elas vêm, sua natureza, sua composição química, a ação esperada, seus efeitos desejáveis e indesejáveis, e seus usos. A farmacologia ou **ciência das drogas** possui duas grandes subdivisões, a **farmacodinâmica** e a **farmacocinética**.

As duas grandes subdivisões da farmacologia respondem às duas questões mais fundamentais que podem ser colocadas sempre que a terapia com drogas é considerada. Essas questões são:

- O que a droga fará com o organismo?
- O que o organismo fará com a droga?

A farmacodinâmica nos fornece respostas para a primeira pergunta, enquanto a farmacocinética responde à segunda.

A **farmacodinâmica** descreve os efeitos fisiológicos que as drogas têm em células ou organismos vivos (como o corpo humano) e mostra como as drogas influenciam as funções corporais por meio de mudanças bioquímicas nos fluidos e tecidos corporais. A farmacodinâmica, portanto, descreve o **mecanismo de ação** de uma droga e os seus **efeitos terapêuticos**. A farmacodinâmica também nos dá indicações de como a **concentração da droga** (ou dosagem) está relacionada à subseqüente **extensão** de seus efeitos terapêuticos.

A **farmacocinética** descreve a **absorção**, a **distribuição**, o **metabolismo** (ou biotransformação) e a **eliminação** (pela excreção) das drogas, em outras palavras, os efeitos dos processos corporais nas moléculas das drogas, como uma função do tempo (isto é, medidos com o passar do tempo). Alguns autores se referem aos quatro processos destacados como os processos ADME.

A farmacologia também inclui as seguintes áreas especializadas de estudo, mas não é, de maneira alguma, limitada a elas:

- **Farmacoterapêutica**: A ciência do uso de drogas no tratamento das doenças. A **farmacoterapia** se refere ao próprio programa de tratamento com drogas de um paciente.

- **Farmacologia clínica**: Durante o desenvolvimento e a fase de testes de novas drogas, a segurança e a utilidade da droga em questão devem ser determinadas da seguinte maneira:
  - **Testes pré-clínicos** (testes em laboratório e com animais) são usados para determinar as propriedades farmacodinâmicas e farmacocinéticas básicas da droga, e para detectar toxicidade aguda, subaguda e crônica. O objetivo é detectar quaisquer **efeitos tóxicos** que a droga possa ter sobre células, tecidos e órgãos, e também efeitos **carcinogênicos** (que induzem ao câncer), **mutagênicos** (que causam mutações nos genes) e **teratogênicos** (que levam a defeitos de nascimento perceptíveis). Os testes pré-clínicos também ajudam os cientistas a estabelecer o **índice terapêutico** da droga (a diferença entre a dosagem terapêutica mínima e a dosagem tóxica).
  - Em seguida, os **testes clínicos** (testes em seres humanos) devem estabelecer se efeitos colaterais inconvenientes (dos quais os animais são incapazes de reclamar) ocorrem, qual deve ser o cronograma ideal de dosagem e como a nova droga se compara a tratamentos com drogas existentes. A **farmacologia clínica** engloba o teste de drogas em seres humanos, em que a supervisão médica é essencial para a condução de pesquisas seguras e éticas.

    O metabolismo das drogas é significativamente diferente em animais e seres humanos. Portanto, os princípios cinéticos e dinâmicos, e o perfil tóxico de uma droga também continuam a ser investigados durante os testes clínicos. Esses testes são conduzidos em três fases. Durante a **Fase 1**, a droga é testada em um pequeno número de indivíduos saudáveis. A **Fase 2** administra a droga a um número seleto de pacientes doentes, enquanto na **Fase 3** são conduzidos testes extensivos, de significância estatística. Depois de iniciada a comercialização da droga, uma nova fase, a farmacovigilância, começa e, então, os efeitos colaterais, as indicações adicionais, a eficácia e a tolerância podem ser investigados por completo.

    Os testes clínicos devem ser cuidadosamente planejados, bem projetados e controlados. Os testes randomizados são os mais freqüentemente usados. Um teste único é normalmente inadequado para a determinação do desempenho da nova droga em comparação com os tratamentos-padrão que já estão em uso (ou com **placebos**). Isso se deve aos recursos limitados e ao pequeno número de pacientes que normalmente estão disponíveis para inclusão em um teste único. Por meio da combinação de resultados

---

Placebos: São substâncias farmacologicamente inativas que são administradas como substitutos inócuos para as drogas durante os testes clínicos, ou para controlar problemas clínicos cuidadosamente selecionados.

de diferentes testes randomizados (que atendam aos critérios determinados para o controle, a validade e a confiabilidade de cada um) em um único panorama de todos os dados disponíveis (ou seja, o emprego de uma **meta-análise** dos resultados da pesquisa), esse problema pode ser superado.

- **Farmacologia comparativa**: Comparações são feitas entre resultados obtidos de testes em animais *versus* testes em seres humanos. A farmacologia comparativa precisa estabelecer se os resultados ou prognósticos relacionados ao desempenho de uma droga específica em animais podem ser aplicados ao ser humano.
- **Farmacologia molecular**: É o estudo da interação entre as moléculas das drogas e as moléculas biológicas de organismos vivos.
- **Farmacogenética**: É a área da ciência das drogas que estuda a suscetibilidade genética dos indivíduos a drogas específicas. A constituição genética de um certo indivíduo pode, por exemplo, determinar a que taxa as drogas serão metabolizadas (ou biotransformadas) em seu corpo. Além disso, a resposta de um indivíduo específico a uma certa droga pode ser significativamente alterada na presença de um defeito genético.
- **Toxicologia**: É o estudo das toxinas e seus antídotos. Na farmacologia, a toxicologia também trabalha com os efeitos tóxicos (ou danosos) das drogas na overdose. A **toxicidade** se refere às **propriedades tóxicas** de substâncias químicas, como as drogas.

1.5 PRINCÍPIOS BÁSICOS DA FARMACOTERAPIA

> A terapia com drogas deve ser bem planejada, segura e conveniente, e promover uma boa cooperação do paciente.

1.5.1 Aspectos gerais da terapia com drogas

> O tratamento com drogas deve ser sempre personalizado de acordo com as necessidades e as exigências específicas do paciente. Por causa da significativa **variação entre indivíduos**, nem todos os pacientes exibirão a mesma taxa de biotransformação da droga.

A decisão de optar pela terapia com drogas deve ser sempre sensata e **racional**. O resultado que o plano de tratamento tem por objetivo deve ser realista e levar

Variação entre indivíduos: A taxa de biotransformação de certas drogas é diferente entre indivíduos em razão das diferenças genéticas entre eles.

em consideração que ação se pode esperar das drogas disponíveis sob condições específicas, quando dadas ao paciente em questão. Algumas vezes, as drogas podem trazer um benefício apenas parcial ao paciente ou os possíveis benefícios podem ser superados por efeitos colaterais inconvenientes seja pela toxicidade de uma droga em particular, seja pela de um protocolo de tratamento.

Muitos fatores diferentes determinam a escolha e os possíveis resultados de uma terapia com drogas. Esses fatores incluem:

- Idade e sexo.
- Características físicas (por exemplo, altura e massa corporal).
- Dieta e estado nutricional.
- Fatores genéticos.
- Respostas e reações anteriores a tratamentos com drogas (inclusive reações alérgicas e anafilaxia).
- Outras drogas em uso que podem desencadear interações medicamentosas.
- A influência de doenças existentes e preexistentes.
- Estado de saúde e padrões gerais de vida.
- Efeitos indesejáveis e tóxicos das drogas em questão.
- Fertilidade, gravidez e amamentação.
- Cooperação do paciente.

O tratamento com drogas deve ser sempre cuidadosamente ajustado às necessidades e reações particulares dos pacientes em questão. A biotransformação varia significativamente entre indivíduos (isto é, existe **variação entre indivíduos**), tornando as dosagens-padrão algo indesejável. A variação entre indivíduos é produto das diferenças genéticas entre os seres humanos. Pacientes que estão bem informados tendem a mostrar níveis mais altos de cooperação com seus esquemas de tratamento.

1.5.2 Vantagens e desvantagens do uso de drogas

> A maioria das drogas exibirá **efeitos indesejáveis** juntamente com os efeitos terapêuticos esperados delas.

As drogas alteram processos fisiológicos e bioquímicos no organismo, mas não podem criar novas funções corpóreas. O tratamento com drogas é, portanto, limitado à influência quantitativa da fisiologia alterada associada à doença; nas doses corretas, pode-se esperar que as drogas exerçam seus efeitos terapêuticos no organismo com relativa segurança. A **eficácia** de uma droga é a máxima resposta que ela é capaz de produzir.

Juntamente com seus efeitos terapêuticos, a maioria das drogas irá, no entanto, também influenciar certos processos ou funções que não fazem parte do plano de tratamento clínico desejado. Esses efeitos indesejáveis, ou adversos, podem ser caracterizados como a seguir:

- **Efeitos colaterais**: Esses efeitos são atribuíveis ao mecanismo de ação da droga. Eles ocorrem juntamente com os efeitos que a droga deveria produzir e estão associados com **doses terapêuticas normais**. Diminuir a dosagem ou mudar o esquema de drogas para incluir uma droga mais específica (seletiva) reduzirá esses efeitos inconvenientes. Em alguns casos, entretanto, as drogas podem até mesmo ser administradas para a específica **utilização** de seus efeitos colaterais.
- **Efeitos tóxicos**: Uma pesquisa completa durante as fases de desenvolvimento de uma nova droga leva à **previsibilidade** de seus efeitos tóxicos, que são **dose-dependentes** e, freqüentemente, se manifestam durante a superdosagem (intencional ou acidental). A superdosagem acidental pode ocorrer em pacientes com função hepática ou renal prejudicada, levando a uma biotransformação e a uma excreção deficiente das drogas. Os efeitos tóxicos podem levar a danos de tecidos, órgãos ou sistemas de órgãos, o que pode ser danoso para um feto.
  - **Toxicidade a tecidos, órgãos e sistemas de órgãos**: Fígado, rins, pulmões, trato gastrointestinal, sistema cardiovascular, sistema nervoso, medula óssea e tegumentos (pele) são particularmente sensíveis à toxicidade das drogas. Falência de órgãos, supressão da medula óssea resultando em anemia aplástica, arritmias cardíacas, úlceras pépticas e fotossensibilidade são apenas uns poucos exemplos dos efeitos da toxicidade das drogas.
  - **Toxicidade durante a gravidez**: As drogas podem ser tóxicas para o embrião ou feto em desenvolvimento. O primeiro trimestre da gestação (ou seja, o estágio do desenvolvimento do embrião e da **organogênese**) tem particular importância, já que os **efeitos teratogênicos** de certas drogas influenciarão o desenvolvimento normal. Um **teratógeno** é uma droga (ou outra substância química) que pode afetar o desenvolvimento normal do embrião e causar defeitos congênitos (inatos) reconhecíveis. Durante o segundo e o terceiro trimestres, as drogas afetam apenas o crescimento e a maturação do feto, já que a organogênese se completa durante o terceiro mês da gestação. Durante os estágios iniciais da gravidez, a gestante pode ainda nem estar ciente do fato de que está carregando um embrião em desenvolvimento. Ela pode danificar, sem saber, a criança, por meio do uso descuidado ou indiscriminado de drogas.
  - **Efeitos mutagênicos**: As drogas, em geral, devem também ser vistas como sendo potencialmente **mutagênicas**. A **mutagênese** causa defeitos genéti-

cos quando afeta as células germinativas em desenvolvimento durante os anos reprodutivos. Também aqui, como na gestação, um cuidado extremo deve ser tomado na decisão do tratamento com drogas apropriado para a doença ou desequilíbrio mental. Adolescentes e jovens que são sexualmente ativos devem ser alertados sobre os efeitos danosos que as drogas, inclusive o *etanol*, podem ter sobre os espermatozóides, os óvulos ou a gestação.

- **Meta-reações**: Essas reações são **inesperadas** e podem ocorrer **independentemente da dosagem** ou do perfil de toxicidade da droga em questão. As meta-reações incluem:
  - **Alergias a drogas**: Graças a seu tamanho reduzido, as moléculas de grande parte das drogas normalmente agem como **haptenos** durante as reações alérgicas. Haptenos são alergenos pequenos e incompletos que se tornam completos e reconhecíveis pelo sistema imune quando ligados a proteínas do corpo. Uma reação alérgica se segue, com células do plasma liberando anticorpos, e mastócitos e basófilos liberando seus mediadores químicos (inclusive histamina, serotonina, prostaglandinas, leucotrienos, etc.). Uma resposta primária relativamente lenta e freqüentemente insignificante (na primeira exposição) é seguida por respostas secundárias (em exposições subseqüentes ao mesmo alergeno) que se agravam em sua acuidade e severidade.

    Reações alérgicas a drogas incluem **reações imediatas de hipersensibilidade** (incluindo anafilaxia, broncoespasmos e urticária), a assim chamada **doença do soro** (uma combinação de erupção cutânea, linfadenopatia, febre e alterações inflamatórias, com um início retardado em até duas semanas) e **reações retardadas de hipersensibilidade** (inclusive erupções cutâneas, dermatite exfoliativa e necrose epidérmica tóxica).
  - **Defeitos genéticos que resultam em meta-reações**: Quando algumas drogas são administradas a indivíduos com certos defeitos genéticos que alteram a bioquímica de processos metabólicos específicos no organismo, meta-reações como a **porfiria**, a gota ou a hipertermia maligna, desencadeadas por drogas, podem acontecer.
  - **Ação paradoxal da droga**: É bem sabido que certos depressores do sistema nervoso central, como as benzodiazepinas, os anti-histamínicos e as fenotiazinas multipotentes (por exemplo, a *trimeprazina*, que é freqüentemente prescrita para crianças, por seus efeitos calmantes durante a fase pré-operatória da modalidade cirúrgica de tratamento), às vezes causam, na verdade, a estimulação do SNC em crianças e idosos. Por outro lado, a

---

Porfiria: Um grupo de distúrbios que envolve a biossíntese do grupo heme e causa uma excreção renal excessiva de porfirinas ou de seus precursores.

desordem de hiperatividade e déficit de atenção, ou DHDA, pode responder a estimulantes do SNC como o *metilfenidato* (uma droga que é usada nessas crianças "hiperativas" por seu conhecido efeito paradoxal). Essas meta-reações são ditas **paradoxais** porque as reações que essas drogas desencadeiam são os opostos exatos daquelas que podem ser prontamente esperadas de seus mecanismos de ação.

- **Dependência de drogas**: Alguns indivíduos desenvolvem um forte impulso de usar repetidamente drogas psicoativas, por causa de seus efeitos prazerosos e do estado mental alterado que elas produzem. A dependência pode ser tanto física quanto psicológica. A dependência física é responsável por sintomas de abstinência quando o uso da droga é descontinuado. A dependência psicológica produz o assim chamado "desejo da droga", que fortalece o uso e o abuso contínuo da droga.
- **Tolerância**: Diz-se que a tolerância a drogas se desenvolve quando se torna necessário aumentar a dosagem da droga para atingir o mesmo nível de efeito terapêutico que era alcançado quando a droga foi introduzida pela primeira vez. A tolerância pode acompanhar a dependência da droga ou pode ter uma significância farmacoterapêutica especial quando é de natureza **farmacodinâmica** (envolvendo uma reduzida capacidade de resposta dos receptores) ou **farmacocinética** (envolvendo uma taxa aumentada de biotransformação). Uma **tolerância aguda** aos efeitos de uma droga, devida a uma causa farmacodinâmica que se desenvolve rapidamente, é denominada **taquifilaxia**.

Sempre que novas drogas ou medicamentos são desenvolvidos, o objetivo é desenvolver produtos com a melhor eficácia possível, na menor dosagem possível e com o mínimo possível de efeitos indesejáveis. Infelizmente, freqüentemente esse objetivo não é completamente realizável.

1.5.3 Populações especiais de pacientes

> Certas precauções e adaptações são necessárias quando se prescrevem ou administram drogas a determinadas populações de pacientes que são particularmente vulneráveis aos efeitos dessa forma de influência química em seus processos corporais.

Pacientes vulneráveis, que requerem adaptações especiais e medidas de precaução em seus esquemas de tratamento com drogas, incluem:

- **Recém-nascidos e crianças**: Por causa de seu tamanho menor e do alto percentual de água no corpo, recém-nascidos e crianças precisam de dosagens adaptadas que devem levar em consideração também a idade e o estágio de desenvolvimento. A biotransformação no fígado, por exemplo, é mais lenta em neonatos, mas em crianças encontra-se uma taxa metabólica aumentada. Os neonatos mostram também uma taxa mais lenta de eliminação renal de certas drogas. Bebês prematuros apresentam um percentual ainda maior de água no corpo do que os neonatos. Várias **fórmulas** têm sido propostas para calcular as dosagens pediátricas das drogas, mas a experiência e as recomendações precisas do fabricante devem oferecer uma precisão ainda maior na prática clínica.

  Três fórmulas que são freqüentemente encontradas são a **Regra de Augsburgo**, a **Regra de Clark** e o **Método do Percentual de Catzel**. Todos os três métodos têm seus pontos fortes e fracos, e devem ser utilizados com bom senso. Crianças não podem ser vistas simplesmente como miniadultos, e as dosagens pediátricas nunca devem exceder aquelas administradas aos adultos.

Nota 1-2 Calculando as dosagens pediátricas

Regra de Augsburgo:
A dosagem a ser administrada como uma porcentagem da dosagem para adultos = (massa da criança em kg x 1,5) + 10 **ou** (idade da criança em anos x 4) + 20.

Regra de Clark:
Dosagem a ser administrada = (massa da criança em kg : 70 kg)* x a dosagem para adultos em mg.

Método da porcentagem de Catzel:
A dosagem a ser administrada como uma porcentagem da dosagem para adultos = (área de superfície da criança em m^2 : 1,76 m^2)* x 100.

*Um homem adulto mediano, pesando 70 kg, deve ter uma área de superfície corporal média de 1,76 m^2.

- **Mulheres grávidas e em período de amamentação**: Os efeitos de agentes teratogênicos e mutagênicos na criança em formação foram assinalados no Parágrafo 1.5.2 Durante toda a gestação, a placenta age como uma barreira entre os sistemas circulatórios da mãe e da criança; essa barreira, no entanto, não é muito eficiente quando se trata de moléculas de drogas. Todas as drogas lipossolúveis são capazes de cruzar a barreira placentária por simples difusão. A maioria das drogas hidrossolúveis também pode cruzar a placenta, por causa da relativa ineficiência da barreira. A *heparina* é uma exceção.

Durante a amamentação, as drogas podem passar da corrente sanguínea para o leite, especialmente se elas forem lipossolúveis ou drogas básicas (drogas básicas tenderão a se ionizar no leite materno, já que este é mais ácido que o sangue), ou se elas forem moléculas hidrossolúveis com uma massa molecular relativa menor que 100.

Possuímos dados limitados à nossa disposição sobre os reais perfis de segurança de muitas drogas durante a gestação e a amamentação. As drogas devem ser, portanto, sempre usadas com cuidado. É de grande importância a consulta a uma referência apropriada sobre drogas, quando se prescrevem medicamentos a mulheres grávidas ou em período de amamentação. Teratógenos conhecidos devem ser evitados durante a gestação; entretanto, podem ocorrer situações em que os benefícios de tratar a mãe com uma certa droga sejam maiores do que o dano que a droga possa vir a causar.

Isotretinoína, metotrexato, ***fenitoína***, ***valproato de sódio*** e *varfarina* são exemplos bem conhecidos de drogas teratogênicas; o uso de *etanol* durante a gravidez pode causar a síndrome alcoólica fetal.

- **Pacientes com comprometimento hepático e renal**: Tanto o fígado como os rins têm um papel importante no término da ação da droga no corpo. As dosagens de drogas requererão um ajuste cuidadoso no caso de função hepática ou renal comprometida, já que uma biotransformação retardada ou uma excreção mais lenta podem levar ao acúmulo de drogas no corpo e a uma subseqüente toxicidade. As dosagens das drogas podem ser diminuídas ou os intervalos entre as doses aumentados.
- **Os idosos**: Esses pacientes freqüentemente têm suas funções hepática e renal prejudicadas, por causa do efeito da idade ou de patologias anteriores nesses órgãos, ou como seqüelas de problemas como a insuficiência cardíaca congestiva, *diabetes mellitus* e outras doenças crônicas. Uma característica particular do uso de drogas em idosos é a **polimedicação** (o uso simultâneo de múltiplas drogas). Os múltiplos processos patológicos que afetam pacientes idosos também requerem que uma variedade de drogas diferentes seja usada concomitantemente. Pacientes idosos tendem também a visitar numerosas clínicas médicas, continuar repetindo prescrições sem um acompanhamento apropriado e se automedicar, por excesso de zelo, com drogas de venda sem prescrição. Nessa população de pacientes, o perigo da toxicidade das drogas e da interação medicamentosa não verificada é sempre real. Os níveis de cooperação com os esquemas de tratamento prescritos também podem ser baixos.

1.6 COMO AS DROGAS FUNCIONAM?

> As drogas precisam influenciar as funções corpóreas para terem um efeito terapêutico. Esse tipo de influência pode ser quantitativo, mas nunca pode ser qualitativo.

Como já foi mencionado, as drogas influenciam processos fisiológicos no organismo de uma maneira ou de outra. As drogas não podem, porém, criar novas funções celulares ou de tecidos (isso significa que uma influência **qualitativa** na fisiologia do organismo não é possível); em vez disso, elas têm a habilidade de influenciar a fisiologia do organismo de uma maneira **quantitativa** (influenciando, portanto, positivamente aquilo que o processo da doença alterou de uma maneira negativa). As drogas podem **aumentar** ou **diminuir** as funções corpóreas, dependendo de seus próprios mecanismos de ação. Em outras palavras, elas podem aumentar ou estimular processos fisiológicos, ou diminuir, inibir, ou bloquear esses processos.

Para que as drogas façam de fato efeito na fisiologia do organismo, elas precisam interagir com áreas-alvo específicas, às quais geralmente se refere como **receptores de drogas** (isto é, os alvos da ação da droga). A interação entre drogas e seus receptores é de natureza **química**, tornando a química orgânica e a bioquímica importantes como ciências de base no estudo das drogas.

Esses receptores de drogas ou alvos de drogas são complexos moleculares tridimensionais, capazes de interagir com moléculas de drogas para formar **ligações químicas** com elas. Comparadas com a estrutura complexa de proteínas e de macromoléculas biológicas contendo proteínas (como glicoproteínas e lipoproteínas) no organismo, as drogas são micromoléculas relativamente simples e pequenas. É a estrutura complexa dessas macromoléculas (moléculas grandes) que contêm proteínas que as torna alvos ideais para as drogas. Existem diferentes tipos de alvos de drogas ou receptores de drogas:

- **Receptores de ligante específico**: Drogas que se ligam a esses receptores na verdade têm como alvo os sítios de ligação das substâncias transmissoras de sinais normais fisiológicas, que influenciam diretamente o funcionamento de células e tecidos. Esses receptores são encontrados por todo o corpo e ocorrem em todo o tecido glandular (endócrino e exócrino), tecido muscular (músculo cardíaco, esquelético e liso) e tecido nervoso. Macromoléculas contendo proteínas fornecem esses sítios receptores. As substâncias transmissoras de sinais são também denominadas de **ligantes**. Esses ligantes podem ser:

Receptores: São proteínas – ou macromoléculas que contêm proteínas – que são encontradas na superfície das células ou dentro de seu citoplasma, e que servem como sítios de ligação para transmissores de sinais químicos.

- Neurotransmissores (p. ex.: dopamina, noradrenalina e acetilcolina).
- Hormônios (p. ex.: adrenalina, ocitocina e insulina).
- Autacóides (p. ex.: histamina, serotonina e as prostaglandinas).

A maioria das drogas de uso terapêutico exerce seus efeitos na fisiologia do organismo, influenciando conjuntos específicos de receptores de ligantes. Receptores de tipo semelhante podem ser agrupados para formar os **sistemas de receptores**, que refletem sua capacidade de se conectar a ligantes (p. ex.: os sistemas de receptores adrenérgicos e colinérgicos).

Esses receptores podem ser definidos de forma ampla como sendo moléculas celulares que interagem com ligantes e drogas para estabelecer ligações químicas com eles. Depois de conectados, o **complexo ligante-receptor** (ou **complexo droga-receptor**) que se formou dá origem a mudanças bioquímicas nas células e nos tecidos-alvo que, então, produzem os efeitos biológicos desejados.

Receptores de ligantes podem ser classificados como receptores de membrana ou receptores intracelulares:

- **Receptores de membrana**: Esses receptores são estruturas moleculares que se conectam a ligantes e que são encontradas na superfície da membrana plasmática das células. Além disso, eles também possuem sítios efetores na superfície interna da membrana e são, portanto, também chamados de receptores transmembrana.
- **Receptores intracelulares**: Receptores intracelulares agem como áreas-alvo primárias para esteróides (p. ex.: hormônios esteróides, como os andrógenos, estrógenos e glucocorticosteróides, e os metabólitos da vitamina D).

- **Receptores de enzimas**: Algumas drogas tomam como alvo os receptores de enzimas e, conseqüentemente, **inibem** as funções fisiológicas normais das enzimas em questão. Essas drogas agem ou como **inibidores competitivos** (o que significa que elas competem com os verdadeiros substratos da enzima), ou como **inibidores não competitivos** (o que significa que elas modificam a conformação dessas enzimas). Ver Parágrafo 3.8.
- **Receptores carreadores de transporte**: Proteínas de transporte (carreadoras) estão envolvidas na difusão facilitada e no transporte ativo de íons e neurotrans-

---

Ligantes: Ligantes são moléculas que se ligam a sítios receptores para transmitir sinais químicos. Os ligantes podem ser substâncias endógenas ou moléculas de drogas.

Complexos ligante-receptores ou **droga-receptores**: Complexos ligante-receptores ou droga-receptores ocorrem quando uma ligação química estável, mas reversível, forma-se entre as duas moléculas em questão (isto é, entre a macromolécula que oferece o sítio receptor e a droga ou o ligante endógeno).

missores (entre outras coisas), através da membrana plasmática. Drogas que se ligam a essas proteínas carreadoras inibirão o funcionamento normal dessas proteínas, competindo com os substratos endógenos que deveriam ser transportados pelas carreadoras em questão. Ver Parágrafo 2.2.1.

Algumas drogas podem ligar-se a proteínas do plasma ou de tecidos, tornando-as farmacologicamente inativas em seu estado conectado. De um ponto de vista farmacológico, essas proteínas não constituem alvos verdadeiros de drogas, mas influenciam a **distribuição** das drogas em questão. Ver Capítulo 2.

1.7 DROGAS ESTRUTURALMENTE ESPECÍFICAS E NÃO ESPECÍFICAS

> A estrutura química de uma droga determina seu sítio de ação e a maneira como influenciará a fisiologia do organismo.

Os receptores de ligantes que constituem um sistema de receptores específico são estruturados tridimensionalmente de maneira a permitir que se liguem a eles apenas substâncias (ou drogas) específicas de transmissão de sinais. O sistema de receptores adrenérgico, por exemplo, permite a ligação de adrenalina (A) e noradrenalina (NA), enquanto o sistema de receptores colinérgico se liga à acetilcolina (ACh) e nicotina (N).

Portanto, aceita-se geralmente que drogas que se ligam a receptores também possuem estruturas tridimensionais específicas que lhes permitem acesso apenas aos sítios de ligação nas estruturas tridimensionais de certos receptores (dentro de sistemas de receptores específicos). Essas drogas constituem a classe das **drogas estruturalmente específicas**, o que significa que:

- São terapeuticamente efetivas (isto é, têm valor terapêutico no tratamento de doenças) em dosagens relativamente pequenas.
- Drogas que agem sobre o mesmo sistema de receptores exibirão similaridades estruturais.
- A mudança de sua estrutura química terá uma grande influência sobre sua atividade biológica nos sítios específicos dos receptores.
- Seus sítios de ação primários (áreas-alvo) são os receptores específicos aos quais elas podem se ligar (ou seja, formar ligações químicas) porque apresentam estrutura tridimensional e orientação apropriadas. No entanto, é provável que algumas drogas menos potentes pertencentes a essa classe apresentem mais efeitos indesejáveis que as mais potentes, já que freqüentemente requerem doses maiores e, portanto, interagem com outros sítios, além dos primários.

A outra classe de drogas é a das **drogas estruturalmente não específicas**. Essas drogas não compartilham similaridades em sua estrutura química, mas apresentam efeitos terapêuticos (ou biológicos) semelhantes, o que significa que:

- Mudanças em sua estrutura química tendem a produzir pouco efeito sobre sua ação farmacológica.
- Requerem doses relativamente altas para produzir seus efeitos clínicos.
- Alteram quimicamente as membranas celulares, que são seus alvos primários. Para fazer isso, elas provavelmente farão uso de dois mecanismos de ação: o primeiro é cobrir a membrana plasmática dos neurônios com uma camada de moléculas que influencia a permeabilidade das membranas. O segundo mecanismo é atribuído à sua **alta lipossolubilidade**, que lhes permite dissolver-se na parte lipídica da membrana plasmática, acumulando-se dentro dela, e conseqüentemente alterando seu funcionamento normal. *Etanol* e os agentes anestésicos voláteis em geral, e gases anestésicos, como, por exemplo, o *óxido nitroso*, pertencem a essa classe de drogas. Alterando a membrana plasmática dos neurônios, elas provocam a depressão e a anestesia do sistema nervoso central

1.8 INTERAÇÕES MEDICAMENTOSAS E CONTRA-INDICAÇÕES

> Contra-indicações tornam não recomendável o uso de certas drogas em circunstâncias específicas em que seu uso possa ser prejudicial ou agir contra os objetivos do tratamento em uma dada situação.

Algumas vezes, quando drogas específicas são utilizadas concomitantemente ou durante o mesmo período do tratamento, uma droga pode influenciar o perfil farmacodinâmico ou farmacocinético da outra. As drogas podem também interagir com outras substâncias, como alimentos ou bebidas alcoólicas. Preparações de drogas para uso parenteral também não devem ser misturadas na mesma seringa ou mesma bolsa, ou frasco de infusão. Quando uma droga precisar ser diluída para injeção intravenosa, as recomendações do fabricante devem ser seguidas. A solução salina normal, no entanto, é geralmente considerada segura e efetiva, mas **não** em todos os casos.

Em farmacologia, as **contra-indicações** são circunstâncias, sintomas ou doenças especiais que tornam não recomendável o uso de uma droga específica numa dada situação. As contra-indicações podem ser **absolutas** ou **relativas**.

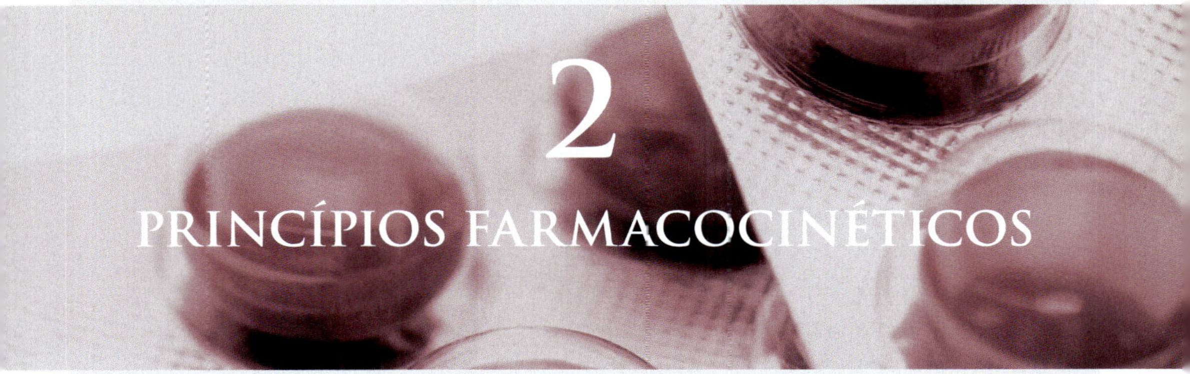

2 PRINCÍPIOS FARMACOCINÉTICOS

O conceito de farmacocinética foi apresentado no Capítulo 1. A farmacocinética estuda a maneira como os processos de absorção, distribuição, metabolismo (ou biotransformação) e excreção determinam o destino das moléculas das drogas dentro do organismo vivo.

A absorção é o primeiro dos processos cinéticos. Para que a absorção das moléculas das drogas aconteça, a droga precisa primeiramente ser introduzida ou administrada ao organismo.

2.1 AS VIAS DE ADMINISTRAÇÃO DAS DROGAS

> As drogas são normalmente administradas *sistemicamente* ou aplicadas *topicamente*. Várias vias podem ser utilizadas para a administração ou liberação sistêmica das drogas no organismo. A mais conveniente e aceitável delas é a *via oral*.

A liberação **tópica** de drogas é a aplicação em áreas específicas da superfície corporal, onde elas exercerão efeitos **localizados**. Um creme ou loção pode, por exemplo, ser aplicado sobre a pele, ou uma preparação oftálmica aplicada nos olhos. Essas drogas **não** precisam ser absorvidas pela circulação sanguínea sistêmica para ser efetivas.

Drogas **sistêmicas**, no entanto, precisam ser administradas de tal forma que lhes permita ser absorvidas para dentro da **circulação sanguínea sistêmica**; isso lhes proporcionará um "transportador" efetivo que carregará suas moléculas para as áreas-alvo no organismo. Algumas drogas, entretanto, não requerem transporte, já que podem ser administradas diretamente em suas áreas-alvo. O broncodilatador *salbutamol,* por exemplo, pode ser inalado diretamente para dentro do trato respiratório inferior. As membranas mucosas das vias aéreas também permitirão a absorção da droga para a circulação pulmonar, mas seu sítio primário de ação é o próprio músculo liso dos brônquios.

Muitas vias diferentes de administração de drogas são usadas na prática clínica. Todas as diversas vias têm suas indicações, vantagens e desvantagens. Circunstâncias especiais e situações singulares determinam que via é a mais apropriada para um certo paciente num dado momento. As próprias drogas também podem determinar a via pela qual serão utilizadas. A *varfarina*, por exemplo, somente pode ser administrada oralmente, enquanto a ***insulina*** pode somente ser injetada parenteralmente. A nota 2-1 traz uma lista das vias de administração de drogas mais comumente encontradas na prática clínica.

Nota 2-1 Vias de administração de drogas

- Auricular (dentro do ouvido).
- Bucal (aplicada no interior da bochecha).
- Intra-arterial (dentro de uma artéria).
- Intra-articular (dentro do espaço de uma articulação).
- Intracutânea (intradérmica, **dentro** da pele).
- Inalação (para dentro das vias aéreas inferiores).
- Intramuscular (injeção em tecido muscular esquelético).
- Intratecal (para dentro do canal espinhal).
- Intravenosa (dentro de uma veia).
- Nasal (dentro do nariz).
- Ocular (dentro do olho).
- Oral (pela boca).
- *Per rectum* (pelo reto).
- *Per vagina* (dentro da vagina).
- Subcutânea (hipodérmica, logo **abaixo** da pele).
- Sublingual (colocada embaixo da língua).
- Tópica (aplicada a áreas de superfície, p. ex., a pele ou a superfície de uma ferida).
- Transdérmica (aplicada na pele para **absorção sistêmica** através dela).

Outras áreas nas quais as drogas podem ser injetadas incluem lesões cutâneas e subcutâneas, tecido nervoso e o ventrículo esquerdo do coração (injeção **intracardíaca**). Esta última, anteriormente reservada a uma droga de ressuscitação cardíaca de emergência, a ***adrenalina***, não é mais considerada uma via aceitável, segura e efetiva de liberação de drogas na circulação sistêmica.

Durante a **anestesia epidural**, o agente anestésico local é injetado dentro do espaço epidural (um espaço potencial que permite a injeção da droga **sobre** a dura-máter).

A **absorção** se refere à passagem das moléculas da droga a partir de diversas membranas mucosas, pele ou tecido subcutâneo para a circulação sanguínea. A **distribuição** refere-se ao transporte dessas moléculas por meio da circulação sistêmica para os diversos compartimentos fluidos, tecidos e sistemas de órgãos que constituem seus sítios de ação. Por fim, a ação da droga precisa ser interrompida por meio da **biotransformação** (metabolismo) da droga e da eventual **excreção** de seus metabolitos para fora do organismo.

Para que esses processos cinéticos aconteçam, as moléculas das drogas precisam ser capazes de atravessar barreiras biológicas (isto é, a membrana plasmática das células, o endotélio das paredes dos vasos capilares, as membranas mucosas, etc.). A habilidade de a droga atravessar de fato essas membranas é comentada com mais detalhes no Parágrafo 2.2.

2.1.1 Via oral (pela boca, *per os*, PO)

O processo cinético da absorção pode ser apresentado de uma maneira melhor se utilizarmos o exemplo da administração por via oral. A via oral é geralmente considerada a via mais conveniente e aceitável de administrar um medicamento, já que o ato de engolir é a maneira natural de ingerir alimentos ou bebidas. Além disso, a maior parte dos leigos não requer a ajuda de um profissional da saúde para tomar medicamentos pela boca (mas com injeções, por exemplo, eles podem precisar de assistência).

Uma vez que a droga foi ingerida, um número de processos e eventos determinam a real absorção das moléculas da droga para dentro da corrente sanguínea:

- Fórmulas orais de drogas (formas de administração oral) são confeccionadas para permitir que a droga ativa se **dissolva** na luz do trato gastrointestinal (trato GI). A maior parte dessas formas de dosagem se dissolverá dentro do estômago, a não ser que tenham sido especificamente formuladas para se desintegrar e se dissolver mais abaixo no canal alimentar. (Comprimidos de liberação intestinal, por exemplo, são confeccionados para se dissolver no ambiente alcalino do intestino delgado em lugar do ambiente ácido do estômago.) Formas de administração líquidas são as fórmulas orais que melhor são absorvidas.

- O estômago não pode ser visto como um órgão de absorção, mas pode permitir que algumas das moléculas de drogas dissolvidas **entrem na corrente sanguínea**. O intestino delgado, entretanto, com sua vasta superfície de absorção, é o sítio primário de absorção de drogas administradas por via oral.
- A partir do estômago e do intestino delgado, as moléculas das drogas precisam, então, atravessar uma série de membranas biológicas e barreiras para alcançar a **circulação porta hepática**.
- O sangue que entra na circulação porta se move pela veia porta, fígado, veia cava inferior, lado direito do coração, circulação pulmonar e lado esquerdo do coração, antes de finalmente entrar na **circulação sistêmica**, a partir da qual as moléculas de drogas absorvidas serão distribuídas para outras partes do organismo. O movimento das moléculas de drogas a partir de seu sítio de absorção no trato GI e por meio da circulação porta hepática é conhecido como sua "**primeira passagem**" pelo fígado. Essa primeira passagem produz o assim chamado **efeito da primeira passagem**, ou eliminação pré-sistêmica de certas drogas (ver Parágrafo 2.2). A Figura 2-1 traz uma representação esquemática da relação entre a circulação porta hepática e a absorção da droga.

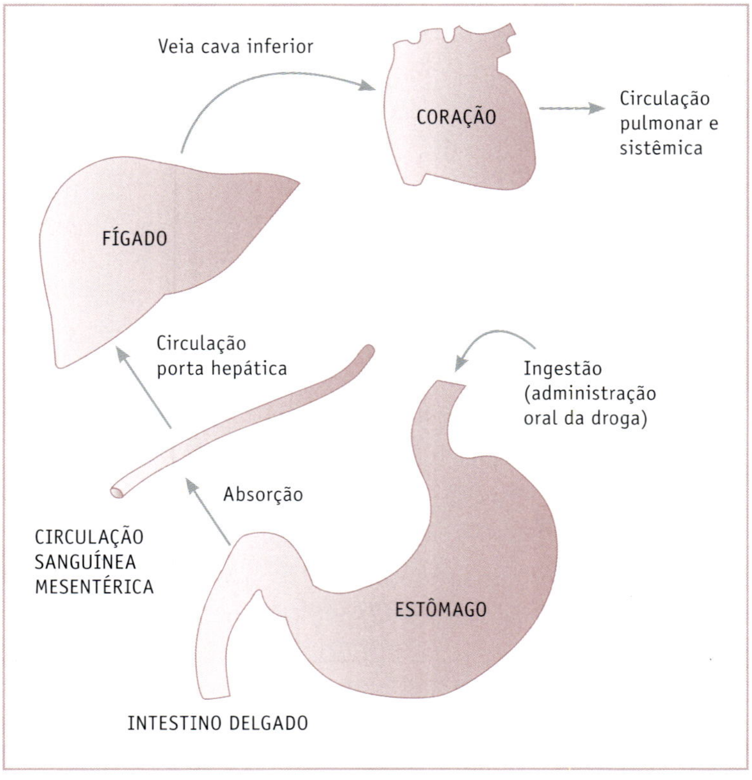

Figura 2-1 Via de absorção da droga a partir do trato gastrointestinal até a circulação sanguínea sistêmica

Em circunstâncias gástricas normais, o esvaziamento levará até quatro horas, e o tempo de trânsito pelo intestino delgado levará outras seis horas para se completar. A absorção é explicada em mais detalhes no Parágrafo 2.2.

2.1.2 Via retal (*per rectum*, PR)

As indicações para a utilização dessa via de administração relativamente impopular e desconfortável incluem o estado de inconsciência, náuseas e vômitos, estados febris e convulsivos, e outras situações em que há o perigo de aspiração ou quando a administração oral é considerada indesejável por causa de irritação gástrica, disfagia e outros problemas clínicos. A droga ativa é formulada dentro de um supositório retal ou pode estar disponível na forma de enema retal.

A superfície de absorção do reto é pequena por causa da ausência de vilosidades intestinais, o que explica a taxa lenta de absorção retal. Anatomicamente, o sangue venoso da porção distal do reto é drenado pelas veias retais inferior e média, enquanto o sangue do reto proximal é drenado para o sistema porta hepático por meio da veia retal superior. As veias retais inferior e média, entretanto, desembocam diretamente na veia cava inferior, por meio da veia hipogástrica, efetivamente desviando o sistema porta hepático. A existência de uma rica anastomose entre as três veias retais, produzindo uma importante área de **anastomose porto-cava** (uma vez que a circulação porta hepática pode ser desviada de maneira significante), tem significância clínica. Ver Figura 2-2.

O ***diazepam*** e o ***metronidazol*** são particularmente bem absorvidos pela mucosa retal. Muitas drogas antipiréticas, antiinflamatórias, antieméticas e anticonvulsivantes, e também o broncodilatador não seletivo ***aminofilina***, encontram-se disponíveis na forma de supositórios retais. Supositórios devem ser cuidadosamente inseridos na porção distal do reto, logo acima do esfíncter anal interno e do anel anorretal.

2.1.3 Via bucal e sublingual (SL)

As membranas mucosas da cavidade oral possuem um rico suprimento de sangue, fornecendo, portanto, uma superfície de absorção altamente vascularizada. Drogas lipossolúveis podem ser rapidamente absorvidas diretamente para a circulação sistêmica, uma vez que o retorno venoso para o coração é realizado por meio da veia cava superior, **desviando-se**, assim, da circulação porta hepática (ver Figura 2-2).

A administração bucal consiste em borrifar ou colocar a fórmula da droga entre a bochecha e a gengiva. Para a administração sublingual, a fórmula é colocada em-

---

Anastomose porto-cava: É uma anastomose anatômica entre as veias que desembocam na veia cava inferior e aquelas que a alcançam por meio da veia porta hepática. A anastomose permite que uma porcentagem do sangue venoso entre diretamente na veia cava, desviando-se, assim, do fígado. A anastomose entre as três veias retais é um bom exemplo.

baixo da língua. Drogas que são administradas por essa via precisam ser solúveis na saliva e devem ser ativas em concentrações muito baixas.

A via sublingual é popularmente usada para a administração do ***trinitrato de glicerila*** durante crises de *angina pectoris* ou no caso de infarto agudo do miocárdio. Os comprimidos podem se dissolver embaixo da língua depois de terem sido mastigados.

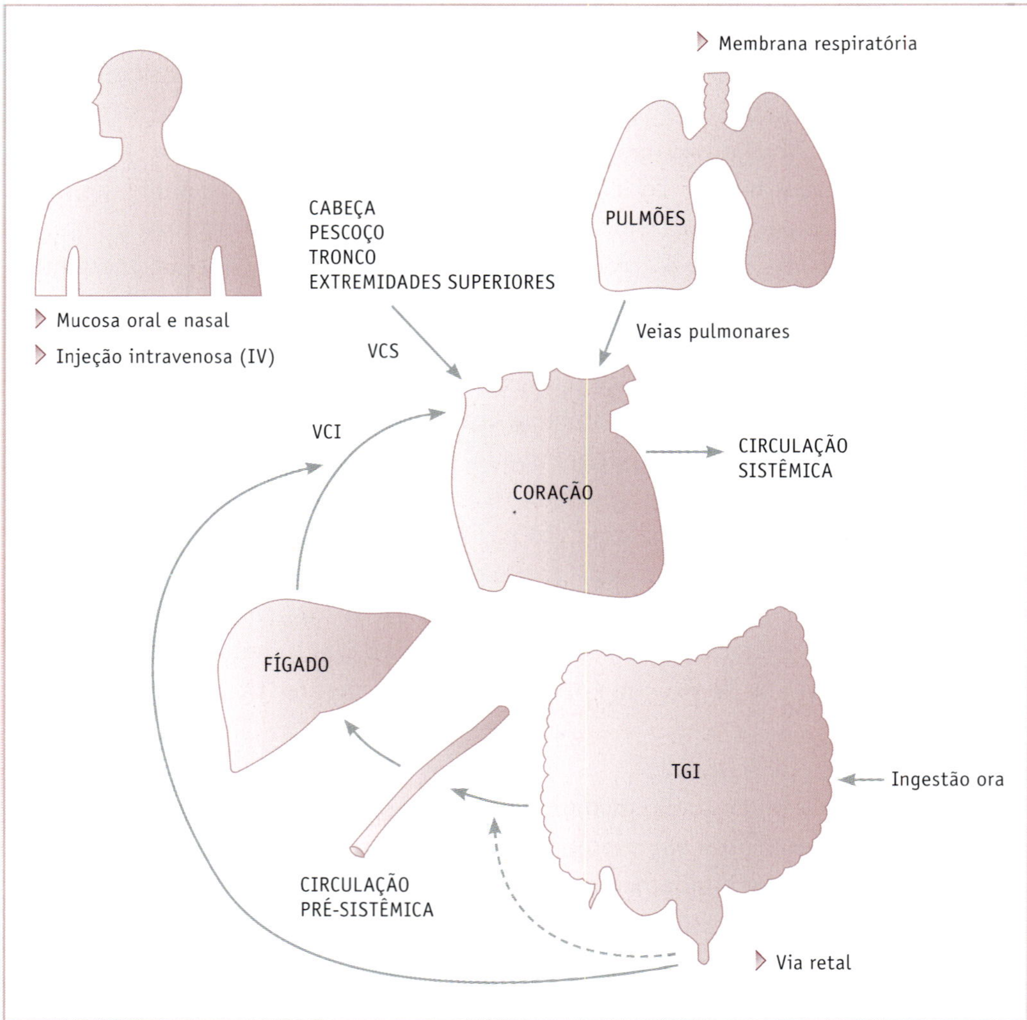

Figura 2-2 Vias de administração de drogas que evitam o efeito da "primeira passagem" pelo fígado

2.1.4 Outras membranas mucosas utilizadas na absorção de drogas

As outras membranas mucosas que podem ser utilizadas na absorção de moléculas de drogas são aquelas dos pulmões e da cavidade nasal:

- **Mucosa nasal**: As membranas mucosas nasais são relativamente ineficientes como superfícies de absorção para moléculas de drogas, uma vez que grandes porcentagens das doses aplicadas freqüentemente se perdem. A membrana mucosa nasal, entretanto, fornece uma via efetiva e conveniente para a administração de pequenas moléculas de peptídeos, como a *desmopressina*. As preparações nasais, utilizadas por seus efeitos locais em rinites alérgicas e sinusites, são também borrifadas dentro das passagens nasais por meio das narinas (ver Figura 2-2).
- **Mucosa pulmonar**: A membrana respiratória (as membranas alveolar e capilar combinadas) mede aproximadamente 0,5 μm de espessura, o que a faz 100 vezes mais delgada do que a pele. Por minuto, a circulação pulmonar recebe uma carga do coração equivalente a toda a carga recebida pelo resto do organismo. Em área de superfície total, a superfície dos pulmões – ao redor de 160 a 200 m^2 – é comparável à do intestino delgado. A membrana respiratória forma a **barreira alvéolo-capilar** funcional entre a circulação pulmonar e o ar atmosférico, que entra e sai das unidades respiratórias dos pulmões. Os gases respiratórios (O_2 e CO_2) se difundem através dessa barreira.

A combinação da fina membrana respiratória, a vasta área de superfície alveolar e o bom suprimento de sangue pulmonar faz das membranas mucosas pulmonares superfícies de absorção excepcionalmente boas. As drogas de ressuscitação cardíaca de emergência ***adrenalina***, ***atropina*** e ***lidocaína*** podem, portanto, ser administradas por meio de tubos endotraqueais, utilizando a enorme área da superfície alveolar para absorção para dentro da circulação sistêmica. Drogas que agem no próprio tecido pulmonar também podem ser administradas diretamente em seu sítio de ação. Em bebês prematuros, *surfactante* é administrado por meio dessa mesma via. Para uma melhor utilização dessa via de administração, as partículas das drogas precisam ser suficientemente pequenas para permanecer em suspensão enquanto passam através das vias aéreas inferiores (ver Figura 2-2).

2.1.5 Drogas injetáveis

Existem várias vias de injeção de drogas no organismo:

- **Injeção intravenosa (IV)**: A injeção de drogas nas veias periféricas das extremidades superiores, ou por meio de cateteres venosos centrais, que fornecem uma entrada direta na circulação pulmonar e sistêmica pela veia cava superior, evita completamente a necessidade de absorção da droga. É muito útil para drogas que têm uma curta meia-vida de eliminação (ver Parágrafo 2.7.1) e para aquelas que requerem uma titulação muito cuidadosa de suas doses, necessitando, portanto, de infusões intravenosas contínuas. Essa via também fornece o melhor controle possível sobre a dose que está sendo administrada ao paciente.

Quando a absorção pelos tecidos está comprometida de alguma maneira (p. ex. em vítimas de traumas por queimadura, pacientes hipovolêmicos e pacientes em insuficiência cardíaca severa) ou quando a condição de um paciente necessita de resposta imediata, essa via de administração é extremamente útil. É preciso menos de um minuto (vinte segundos quando o funcionamento cardíaco está perfeito) para que a dosagem administrada se misture suficientemente com o volume de sangue circulante (ver Figura 2-2).

- **Injeção intramuscular (IM)** e **subcutânea (SC)**: Essas vias utilizam o suprimento de sangue do tecido adiposo subcutâneo e do tecido muscular esquelético para a absorção das moléculas das drogas. Como o tecido muscular esquelético recebe um suprimento maior de sangue do que a gordura subcutânea, a absorção pela via intramuscular é mais rápida do que a absorção de uma injeção subcutânea. Fármacos de depósito podem ser injetados no músculo para estender a **duração** da atividade da droga por horas, dias ou semanas. A severa vasoconstrição ou a hipoperfusão retardarão a absorção das moléculas das drogas a partir desses tecidos.
- **Injeção intradérmica (intracutânea)**: O volume injetado deve ser muito pequeno (menos de 0,2 ml) e é administrado **dentro** da pele.
- **Injeção intra-articular**: Drogas podem ser injetadas nos espaços articulares para um efeito localizado em casos de artrite.
- **Injeção intra-arterial**: Quando o efeito localizado de uma droga é desejável apenas em um órgão específico, pode-se optar por injetar a droga na corrente sanguínea arterial. Os carcinomas são, às vezes, tratados dessa maneira, pela injeção da droga oncostática no suprimento de sangue arterial apropriado.
- **Injeção intratecal**: As drogas podem ser injetadas diretamente no espaço subaracnóide para evitar a barreira hematoencefálica.

2.1.6 Via transdérmica

Essa via exige que a droga seja aplicada na pele para que seja absorvida para a circulação. Um adesivo é normalmente aplicado atrás do pavilhão auricular ou em uma posição confortável no tronco. A pele retroauricular (atrás da orelha) é muito mais permeável (até dez vezes mais) do que aquela da coxa ou do tronco.

2.1.7 Administração tópica de drogas

As drogas podem ser aplicadas em superfícies do organismo para manifestar **efeitos localizados** somente nas áreas de aplicação. Preparações auriculares podem ser administradas dentro do canal auditivo externo do ouvido ou preparações oculares aplicadas nos olhos. Outros exemplos incluem preparações para aplicação na pele

(p. ex., cremes e loções para queimaduras solares) ou para o nariz (p. ex., vasoconstritores para rinite), a boca (p. ex., colutório antisséptico para estomatite), a garganta (p. ex., pastilhas que contêm agentes anestésicos locais para aliviar a dor de garganta) ou a vagina (p. ex., preparações antifúngicas para micose vaginal); ou para aplicação anorretal (p. ex., preparações para hemorróidas).

2.2 ABSORÇÃO

> Moléculas de drogas se movem para dentro da corrente sanguínea a partir de seu sítio de administração por meio de processos cinéticos de absorção. A via de administração intravenosa evita a necessidade de absorção da droga.

A absorção da droga é o movimento das moléculas das drogas a partir de seu sítio de administração para dentro da corrente sanguínea. Esses sítios, ou vias, de administração são aqueles que permitem uma real administração sistêmica da droga ativa, isto é, as vias transdérmica, entérica, intramuscular e subcutânea, e também a mucosa pulmonar. (A via intravenosa não é incluída aqui, já que não requer a ocorrência do processo de absorção, porque as drogas são injetadas diretamente na corrente sanguínea.) Ver também a Figura 2-2.

A absorção exige a entrada das moléculas das drogas no compartimento vascular, o que significa que barreiras biológicas ou membranas devem ser atravessadas, ou seja, camadas mucosas, endotélio capilar, ou barreiras fisiológicas mais especializadas. Assim, quanto mais facilmente as moléculas de drogas atravessarem essas membranas ou barreiras, melhor a droga será absorvida.

2.2.1 A membrana plasmática das células e como as drogas a atravessam

Membranas dinâmicas, finas e flexíveis que separam os ambientes interno e externo que envolvem as células e suas organelas intracelulares. As membranas plasmáticas formam barreiras entre os compartimentos líquidos intracelular e extracelular das células dos tecidos. A **permeabilidade seletiva** da membrana permite que existam diferenças na composição dos líquidos intracelular e extracelular. Os íons de sódio, por exemplo, são encontrados em concentrações muito mais altas no líquido extracelular do que no intracelular. O oposto é verdadeiro para os íons de potássio.

A membrana plasmática é composta de duas camadas de moléculas de fosfolipídios, intercaladas com moléculas de colesterol e proteínas globulares de membrana.

Permeabilidade seletiva: A membrana plasmática é consideravelmente permeável a solventes como a água, mas bastante impermeável a solutos. A natureza da membrana, portanto, determina quais moléculas, e quantas delas, poderão de fato atravessá-la.

Moléculas de carboidratos projetam-se para fora da superfície da membrana. Essa camada bimolecular tem a espessura de apenas 10 nm.

As moléculas de fosfolipídios possuem uma configuração característica de "cabeça" e "dupla cauda". Um grupo fosfato **polar** e hidrofílico (hidrossolúvel) forma a parte da cabeça, enquanto a dupla cauda é constituída de duas cadeias de ácidos graxos apolares e hidrofóbicas (lipossolúveis). As duas camadas de moléculas de fosfolipídios, graças a suas **características fisicoquímicas** específicas, estão orientadas de maneira a permitir que as cabeças façam fronteira com as duas **fases aquosas** (os meios intra e extracelulares). Isso significa que as caudas hidrofóbicas estão orientadas uma em direção à outra e constituem a **fase lipídica** da membrana.

As proteínas de membrana se encaixam em um desses dois grupos: **proteínas integrais** ou **proteínas periféricas**. As **proteínas transmembrana** são proteínas integrais que atravessam toda a espessura da membrana. Elas podem ser também divididas em **proteínas carreadoras** e **proteínas de canal**. As **proteínas periféricas** são encontradas na superfície interna ou na parte externa da membrana. Na superfície interna, essas proteínas estão geralmente ligadas a proteínas integrais e estão envolvidas na transdução de sinais, e na regulação e controle das funções intracelulares (ver Capítulo 3).

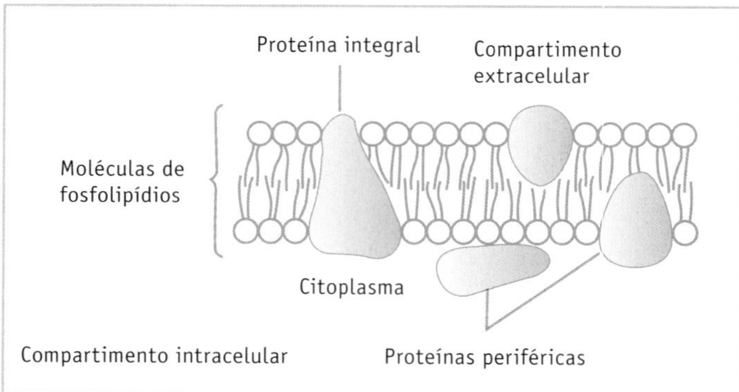

Figura 2-3 Uma secção da membrana celular, mostrando o arranjo de moléculas de fosfolipídios e proteínas.

Algumas proteínas de membrana também agem como **enzimas catalíticas**. Catalisadores elevam a taxa de reações químicas sem tomar parte na reação e sem estar presentes em qualquer de seus produtos. Essas enzimas catalisam várias reações celulares.

Polar: A molécula em questão é eletricamente neutra, mas possui uma distribuição desigual de cargas dentro de si. Disso resultará o fato de a molécula apresentar duas extremidades (ou pólos) carregados de maneira oposta (negativo e positivo). A água (H_2O) é um bom exemplo de uma molécula polar.

Características fisicoquímicas: São as propriedades ou características físicas das substâncias químicas e de suas moléculas.

Proteínas de canal formam pequenos poros ou canais aquosos na membrana. Esses canais servem de passagem para que moléculas polares e íons selecionados atravessem a membrana. Essas moléculas, entretanto, precisam ser extremamente pequenas (ou seja, devem ter massa molecular igual ou menor que 100). Os canais que permitem a passagem de cátions e ânions específicos através da membrana são chamados canais de íons. Esses canais podem ser controlados (por meio de voltagem ou de ligantes) para regular o movimento de íons através deles. Moléculas de água também atravessam a membrana por esses canais ou poros. **Proteínas carreadoras**, por outro lado, estão envolvidas no transporte ativo de moléculas ou íons, ou na difusão facilitada e na troca dessas partículas (ver Capítulo 3).

Moléculas de carboidratos na superfície da célula podem estar ligadas a lipídios, para formar glicolipídios, ou a proteínas, para formar glicoproteínas ou proteoglicanas. As proteínas, com seus constituintes de carboidratos, conferem à membrana uma carga negativa voltada ao exterior e também fornecem os sítios receptores tridimensionais exclusivos aos quais os hormônios, os neurotransmissores e os autacóides podem se ligar.

As características especiais da membrana plasmática explicam a sua permeabilidade seletiva. As moléculas de drogas, que são estranhas ao organismo humano, precisam utilizar os processos de transporte disponíveis que lhes permitirão atravessar de fato essas membranas. Portanto, as vias pelas quais as moléculas das drogas podem atravessar a membrana plasmática incluem:

- **Difusão passiva simples**: Esse processo de transporte não requer energia celular, já que as moléculas possuem uma energia cinética inerente que as move ao longo de seus gradientes de concentração a partir de uma área de concentração mais alta para uma área de concentração mais baixa. Moléculas lipossolúveis pequenas e apolares, como os gases respiratórios O_2 e CO_2, atravessam a fase lipídica com facilidade, utilizando a **difusão lipídica** simples e passiva. Canais controlados de íons permitem que cátions e ânions selecionados se difundam através deles, ao longo de seus gradientes eletroquímicos. Moléculas polares e hidrossolúveis que são suficientemente pequenas podem, portanto, mover-se facilmente através de canais ou poros na membrana também por difusão passiva, mas isso é chamado de **difusão aquosa**. Uma molécula de CO_2 tem uma massa molecular relativa de 44, enquanto a água tem uma massa molecular de apenas 18. Para comparação, uma molécula de glicose tem uma massa molecular de 180, e a proteína plasmática albumina tem uma massa molecular entre 68.000 e 69.000.
- **Difusão facilitada**: Os carreadores estão envolvidos na movimentação de moléculas maiores que são incapazes de simplesmente difundir-se pela fase lipídica e através da membrana. O processo não requer energia celular.

- **Transporte ativo**: Algumas moléculas requerem transporte através da membrana plasmática contra seus gradientes de concentração. Para executar essa tarefa, energia e proteínas carreadoras são necessárias. A bomba Na^+-K^+-ATPase é um excelente exemplo de um processo de transporte ativo. Ela utiliza diretamente a adenosina trifosfato (ATP). A adenosina trifosfatase (ATPase) é uma enzima ligada à membrana que atua como carreadora. Essa bomba ajuda a manter a alta concentração intracelular do íon potássio e a alta concentração extracelular do íon sódio.

Proteínas carreadoras exibem **especificidade** por seus substratos particulares (as substâncias que elas geralmente carregam) e podem ficar saturadas. As drogas que utilizam carreadores de transporte precisam assemelhar-se aos substratos em questão e competirão com as substâncias naturais que deveriam ser carreadas. O número de drogas que atendem aos requisitos estruturais para o transporte carreado é muito limitado.

A partir da explicação supracitada, torna-se claro que certas propriedades fisicoquímicas das moléculas das drogas determinarão também sua habilidade de atravessar as membranas plasmáticas (ou outras barreiras biológicas mais especializadas). Essas características são:

- **Lipossolubilidade**: Drogas que são mais lipossolúveis tendem a penetrar as membranas plasmáticas mais facilmente. A propriedade fisicoquímica em questão é a do **coeficiente de partição lipídio-água** da droga, que expressa a solubilidade relativa da droga em lipídios, em oposição à água. Drogas com altos coeficientes de partição são denominadas lipossolúveis. Aquelas que têm o coeficiente acentuadamente abaixo de 0,1 são ditas hidrossolúveis. Drogas lipossolúveis podem ainda, entretanto, dissolver-se facilmente em água. Apenas moléculas **não ionizadas** são lipossolúveis. Moléculas de drogas hidrossolúveis que são suficientemente pequenas podem atravessar as membranas plasmáticas por meio de difusão aquosa por canais ou poros na membrana. O *etanol*, por exemplo, tem uma massa molecular menor que 50.
- **Tamanho das moléculas das drogas**: A maioria das drogas tem massas moleculares relativas muito baixas (menores que 1.500, com a maioria apresentando de fato massas moleculares menores que 500). Mesmo no caso de drogas lipossolúveis, quanto maior a massa molecular mais difícil será a passagem das moléculas através da membrana plasmática. Assim, quanto menor o tamanho de suas moléculas mais facilmente as drogas atravessarão as membranas plasmáticas.
- **Ionização das moléculas das drogas**: Moléculas carregadas, ou as altamente polares, podem apresentar cargas que são complementares à superfície glico-

protéica da membrana plasmática, tornando difícil a sua passagem do compartimento extracelular para o intracelular. Moléculas que apresentam cargas similares àquelas da superfície celular podem ser repelidas. Moléculas que não apresentam cargas ou exibem polaridade são denominadas moléculas **não ionizadas** ou **apolares**. Essas moléculas são capazes de atravessar as membranas muito mais facilmente do que as que possuem cargas. A ***parafina líquida***, por exemplo, apresenta grandes moléculas orgânicas que carregam grupos hidrofóbicos. Mesmo sendo uma substância altamente lipossolúvel, ela não é absorvida no trato gastrointestinal graças ao fato de que os grupos hidrofílicos encontrados nas superfícies das membranas plasmáticas repelem suas grandes moléculas hidrofóbicas.

O pH intracelular (7,0) é menor do que o pH do meio extracelular (7,35). Mais íons hidrogênio (íons H^+, ou prótons) são, portanto, encontrados dentro das células. O pH do meio ao redor determina o nível em que as moléculas das drogas presentes nesse meio serão ionizadas. A maior parte das drogas é de ácidos ou bases fracas. Ácidos são doadores de prótons e se ionizam liberando íons hidrogênio, isto é, ácidos se ionizam por meio de **dissociação**; $HA = A^- + H^+$. Bases se ionizam por meio de **associação**, pois são aceptores de prótons ($BH^+ = B + H^+$). As drogas se acumularão no lugar onde se ionizam (um fenômeno conhecido como "**captura de íons**"). Drogas ácidas, portanto, tendem a permanecer no meio extracelular, enquanto drogas básicas tendem a se acumular no compartimento intracelular. O grau de ionização das moléculas de uma droga é determinado pelo pH do meio ao seu redor e pelo **pK_a** da droga (o pH no qual **metade** das moléculas da droga está ionizada).

A Nota 2-2 traz um sumário das propriedades fisicoquímicas necessárias para atravessar as membranas plasmáticas e outras barreiras biológicas por meio dos vários processos de transporte que estão disponíveis às moléculas das drogas.

Nota 2-2 Propriedades fisicoquímicas que facilitam e promovem o transporte através de membranas plasmáticas e outras barreiras biológicas

No caso da difusão passiva simples

As drogas devem preferencialmente ter:

- Moléculas pequenas (especialmente no caso de difusão aquosa).
- Um alto grau de lipossolubilidade.
- Moléculas que não possuem cargas (moléculas não ionizadas).

No caso de transporte ativo, de difusão facilitada e troca

As drogas devem:

- Assemelhar-se aos substratos originais que são geralmente transportados pelos carreadores envolvidos nesses processos.
- Ligar-se às proteínas carreadoras.

2.2.2 A absorção da droga

Como já foi mencionado, as moléculas das drogas devem possuir certas propriedades físico-químicas que lhes permitam **penetrar** ou atravessar as membranas biológicas. No entanto, há uma série de outros fatores que também determinam a taxa e o nível de absorção da droga a partir de vários sítios de administração:

- **Capacidade de se dissolver**: A administração oral requer que as moléculas da droga, tanto as hidrossolúveis como as lipossolúveis, dissolvam-se primeiramente em água. Drogas que são altamente lipossolúveis e, portanto, não são capazes de se dissolver em água, não serão absorvidas a partir do trato GI (p. ex., parafina líquida). Drogas que são muito hidrossolúveis (como os aminoglicosídeos) não conseguem se difundir através da fase lipídica da membrana plasmática e também não serão absorvidas de maneira significativa pelo trato GI.
- **Superfície de absorção**: O estômago não se compara ao intestino delgado e às membranas respiratórias em termos de área de superfície. Quanto maior for a área de superfície disponível para a absorção da droga, melhor será a absorção real (às vezes independentemente de outras características físico-químicas). Quando o esvaziamento gástrico é retardado por causa da presença de alimento no estômago, a absorção das drogas administradas oralmente também será retardada.
- **Perfusão**: A absorção a partir de qualquer sítio de administração pode ser limitada quando a perfusão do sítio em questão é inadequada. Quando a perfusão da pele e do tecido adiposo é pobre graças à presença de um choque circulatório, um adesivo transdérmico para a pele ou uma injeção subcutânea podem ser muito ineficientes na administração sistêmica de uma droga. De maneira similar, a administração intramuscular de drogas em pacientes que sofreram um trauma de queimadura severo é contra-indicada, por causa do fato de que os tecidos periféricos estão recebendo uma perfusão pobre. Isso pode fazer com que as drogas injetadas se acumulem no tecido muscular esquelético.
- **Barreiras biológicas especiais**: As moléculas de drogas podem se deparar com barreiras biológicas altamente especializadas e muito difíceis de penetrar. Apenas drogas com um grau relativamente alto de lipossolubilidade são capazes de pe-

netrar a barreira hematoencefálica, por exemplo. As glândulas tireóide e próstata também são notoriamente de difícil penetração para as drogas. A barreira placentária, por outro lado, é bastante ineficiente como barreira em termos farmacológicos, como também são os endotélios dos capilares e os vasos glomerulares. Apenas drogas que estão ligadas a proteínas plasmáticas (ver Parágrafo 2.3) terão dificuldades para atravessar essas membranas.

2.2.3 A biodisponibilidade sistêmica

Apenas uma fração da dose da droga alcança de fato a circulação sistêmica depois da administração oral. Uma razão para isso é que nem todas as moléculas da droga são de fato absorvidas no trato GI (por causa do tamanho das moléculas, seu grau de ionização e lipossolubilidade, a qualidade do fluxo sanguíneo mesentérico, etc.). Outro fator muito importante é a biotransformação das moléculas da droga na sua primeira passagem pelo fígado. Todas as moléculas da droga absorvidas passam pelo fígado uma primeira vez. O fígado pode até eliminar uma porcentagem significativa das moléculas da droga em seu caminho para a veia cava inferior. Em suas passagens subseqüentes pelo fígado, frações menores da droga absorvida serão biotransformadas.

A **biodisponibilidade sistêmica** de uma droga é a fração (ou porcentagem) da dose administrada oralmente que, de fato, alcança a circulação sanguínea sistêmica. Para a injeção intravenosa, em que a absorção não precisa acontecer e a dose inteira é introduzida na circulação, a biodisponibilidade é de 100% (ou 1,0). Outras vias de administração estão associadas com frações menores que 1,0.

2.3 DISTRIBUIÇÃO

> A distribuição pode ser encarada como o segundo de quatro processos cinéticos. Uma vez que as moléculas da droga alcançam a circulação sanguínea sistêmica, elas são transportadas para outras partes do organismo. Nos vasos capilares, essas moléculas deixam a corrente sanguínea para entrar nos outros compartimentos líquidos do organismo.

A corrente sanguínea transporta as moléculas da droga não apenas para seus **sítios de ação** (ou áreas-alvo), mas também para seus **sítios de eliminação**. A distribuição da droga é o movimento das moléculas da droga **a partir** da circulação. As moléculas da droga são transportadas na sua forma livre ou ligadas a proteínas plasmáticas. Moléculas em sua forma livre são farmacologicamente ativas e capazes de atravessar membranas.

Moléculas que estão ligadas a proteínas plasmáticas são farmacologicamente inativas e não podem sair da circulação sem antes ser "liberadas" de suas ligações.

Quase todas as drogas ligam-se parcialmente a proteínas plasmáticas, algumas em menor e outras em maior grau, enquanto são transportadas pela corrente sanguínea. Certas drogas podem até mesmo competir por sítios de ligação nas proteínas plasmáticas. A *varfarina* é um bom exemplo de uma droga que aparece quase completamente ligada a proteínas plasmáticas (até 98%).

Moléculas de drogas não são distribuídas em quantidades iguais para todos os tecidos e órgãos no organismo. Em vez disso, os órgãos que recebem porcentagens maiores do débito cardíaco total receberão também inicialmente porcentagens maiores das doses da droga absorvida:

- Os pulmões recebem 100% do débito do ventrículo direito.
- Em descanso, 80% do débito do ventrículo esquerdo são distribuídos entre os órgãos que são particularmente vascularizados (ricos em vasos sanguíneos). Estes são: o cérebro, o miocárdio, as glândulas adrenais, a glândula tireóide, o fígado e os rins. Os rins recebem 25% de todo o débito do ventrículo esquerdo.
- Durante os últimos estágios da gestação, o útero e a placenta podem ser incluídos na lista acima.
- A distribuição para outros tecidos ocorre na seguinte ordem: tecido muscular esquelético, em seguida, a pele e o tecido adiposo e, finalmente, as estruturas avasculares (que não contêm vasos sanguíneos) como os ligamentos, tendões e cartilagens.

A extensão da distribuição de uma droga no organismo pode ser expressa como o **volume aparente de distribuição (V_d)** da droga. Esse é o volume no qual a dose específica da droga precisará ser dissolvida para que alcance a mesma concentração que alcança no plasma. Drogas que penetram no compartimento intracelular, portanto, apresentam maiores volumes aparentes de distribuição, enquanto drogas que estão muito ligadas a proteínas plasmáticas exibem volumes de distribuição muito menores.

2.4 O TÉRMINO DA AÇÃO DA DROGA

A ação da droga pode ser terminada pela eliminação. Esta compreende os processos cinéticos do metabolismo, ou biotransformação, e a excreção. Alguns outros processos, entretanto, podem também terminar as ações de certas drogas.

A ação de drogas absorvidas pode ser interrompida (ou terminada) de várias maneiras:

- **A ação da droga pode ser terminada por biotransformação**: As enzimas microssomais do fígado e as enzimas não microssomais de outros tecidos podem detoxificar e inativar as drogas na circulação.
- **As drogas podem ser excretadas pelos rins, pulmões e fígado (excreção biliar) e nas secreções corporais**: A excreção de drogas pelo leite materno foi descrita no Parágrafo 1.5.3. Drogas de natureza volátil são excretadas em parte pelos pulmões. Secreções nasais, saliva e suor podem conter as moléculas secretadas de certas drogas. A excreção é discutida em mais detalhes no Parágrafo 2.6.
- **A ação da droga pode ser diminuída ou terminada por diferentes mecanismos**. Outros mecanismos para o término da ação da droga incluem:
  - **Redistribuição**: Drogas com altos valores de distribuição (ver Parágrafo 2.3) podem ser redistribuídas para áreas de outros tecidos. Por exemplo, o agente anestésico altamente lipossolúvel *tiopental sódico* (ver Capítulo 5) é rapidamente distribuído para órgãos altamente perfundidos (o anestésico atinge o sistema nervoso central [SNC] suficientemente rápido para induzir a anestesia geral). De lá, ele se difunde para os músculos esqueléticos e o tecido adiposo de maneira mais lenta. A droga então precisa se difundir novamente para a circulação central para ser eliminada. Mesmo que o paciente possa se recuperar da anestesia de maneira mais ou menos rápida, a recuperação total para um estado de vigília e habilidade mental completas pode levar várias horas.
  - **Tolerância**: O desenvolvimento de tolerância a uma droga foi discutido no Parágrafo 1.5.2.
  - **Antagonismo de drogas**: As ações de certas drogas podem ser terminadas por meio do uso de **antagonistas**. As ações de um agonista, por exemplo, podem ser terminadas por meio do uso de seu correspondente antagonista competitivo. Ver Capítulo 3.

A **eliminação** é o processo por meio do qual a ação da droga é terminada por biotransformação ou excreção. Os processos de eliminação de certas drogas podem ficar saturados. Essas drogas irão acumular-se na corrente sanguínea se suas taxas de absorção excederem suas taxas de eliminação, e elas podem atingir níveis plasmáticos tóxicos. Diz-se que drogas como essas seguem a **cinética de eliminação de ordem zero**. A maioria das drogas, no entanto, segue a cinética de **eliminação de primeira ordem** (ver Parágrafo 2.7.2).

2.5 METABOLISMO

O metabolismo pode ser visto como o terceiro dos quatro processos cinéticos. Exceto pelo efeito de primeira passagem, as drogas são metabolizadas depois de terem sido absorvidas e distribuídas.

O fígado é o órgão primário responsável pelo metabolismo das drogas (ou **biotransformação**) no organismo. No entanto, outros tecidos podem também participar do metabolismo de drogas. Estes incluem os pulmões, rins, pele, córtex adrenal, cérebro e intestinos. As moléculas de drogas precisam entrar efetivamente nas células do fígado para acessar as **enzimas microssomais do fígado** responsáveis pela sua biotransformação. Isso requer que as suas moléculas sejam apolares e consideravelmente lipossolúveis.

Quase todas as substâncias endógenas que requerem biotransformação são hidrossolúveis. Os hormônios esteróides são uma exceção importante. Esses hormônios, juntamente com moléculas de drogas que em sua maioria se mostram lipossolúveis, passam pela biotransformação no fígado, já que são capazes de entrar nas células do fígado. Drogas que possuem estruturas químicas similares às das substâncias endógenas hidrossolúveis são biotransformadas por **enzimas não microssomais** ou podem ser excretadas na sua forma não modificada (original). Essas enzimas são **esterases plasmáticas** ou **enzimas mitocondriais**.

2.5.1 Fases e reações da biotransformação

O metabolismo do fígado basicamente causa a **biotransformação** das moléculas de drogas em produtos metabólicos (metabólitos) mais polares e hidrossolúveis. Os rins podem então excretar esses metabólitos, já que a reabsorção tubular não pode mais acontecer (ver Parágrafo 2.6.2). A maioria das drogas é metabolizada em duas fases:

- **Fase I**: As reações que ocorrem durante a fase I do metabolismo têm por objetivo exibir ou inserir grupos funcionais que produzem **mais** metabólitos polares e hidrossolúveis, que são menos ativos. A **oxidação** é a reação mais comum da fase I. A **redução** e a **hidrólise** são outras reações da fase I.

Biotransformação: Esse termo é utilizado quando é preciso referir-se ao metabolismo de substâncias, como as drogas, que são estranhas ao organismo.

Oxidação, redução e hidrólise: Essas reações acontecem durante a fase I da biotransformação.
Oxidação: A molécula da droga perde hidrogênio e ganha oxigênio.
Redução: O oposto da oxidação: oxigênio é perdido e hidrogênio recebido.
Hidrólise: A molécula da droga é clivada (uma ou várias ligações são quebradas) e combinada com as partes de H^+ e OH^- da água (H_2O).

- **Fase II**: Esta fase é caracterizada por **reações de conjugação**. Durante essas reações, um conjugado endógeno (um substrato como o ácido glicurônico) é unido ao grupo polar que foi adicionado durante a fase I. Os produtos metabólicos resultantes (produtos conjugados) são **totalmente inativos** e **altamente ionizados**. Os rins podem, portanto, excretar facilmente esses produtos metabólicos.

As moléculas de drogas que já contêm os grupos funcionais geralmente adicionados durante as reações da fase I entram imediatamente na biotransformação da fase II. As drogas podem até mesmo ser tomadas na sua forma inativa (as assim chamadas "pró-drogas") e ser biotransformadas em metabólitos ativos pelas reações da fase I. Um bom exemplo de uma droga que requer biotransformação em metabólitos ativos para ser efetiva é o analgésico opióide *tilidina*. A *tilidina* deve, portanto, sempre ser administrada oralmente, para facilitar o efeito de primeira passagem e otimizar a sua biotransformação em seu metabólito ativo. A Figura 2-4 resume os três diferentes eventos de biotransformação da fase I que são de significância clínica na farmacoterapia.

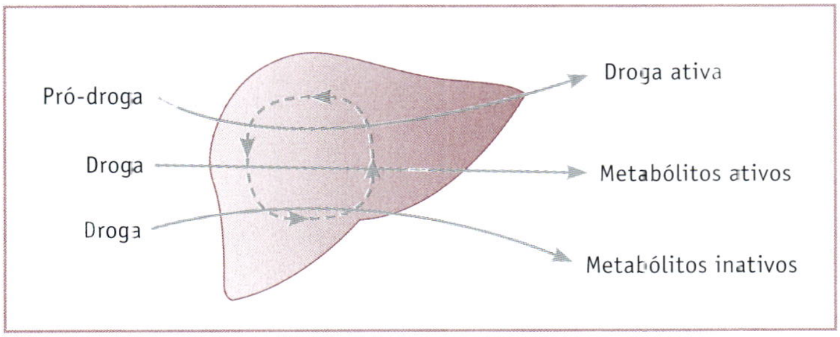

Figura 2-4 Os possíveis resultados da biotransformação no fígado

2.5.2 A taxa de biotransformação do fígado

A taxa de metabolismo hepático de uma droga é determinada pelo fluxo de sangue hepático e pela **taxa de extração** da droga. A taxa de extração é expressa como uma fração (isto é, de 0 a 1) e fornece uma indicação de quanto da droga será removido em uma única passagem pelo fígado (0 indica que nenhuma porção da droga é removida e 1 indica que a droga é completamente removida). A taxa de extração multiplicada pelo fluxo de sangue hepático é igual ao que pode ser chamado de "liberação hepática" da droga em questão. A **lidocaína** é um exemplo de uma droga com uma taxa de extração muito alta. Portanto, ela não pode ser administrada oralmente, por-

---

Reações de conjugação: No fígado, drogas e certas toxinas são combinadas com ácido glicurônico ou sulfúrico para terminar sua atividade biológica e prepará-las para a excreção renal.

que o efeito de primeira passagem eliminaria virtualmente toda a droga da corrente sanguínea. Outro exemplo é o ***trinitrato de glicerila***, que deve ser administrado por via sublingual. A biodisponibilidade dessas drogas é extremamente baixa.

Drogas que exibem uma taxa de extração muito baixa, incluindo a *varfarina* e a ***fenitoína***, são biotransformadas a uma taxa muito mais baixa, já que o fígado possui uma menor capacidade para biotransformar essas drogas, comparada à sua capacidade para biotransformar aquelas com altas taxas de extração. Uma quantidade muito pequena da droga é removida numa única passagem pelo fígado.

Certas drogas podem agir como **indutoras**, outras como **inibidoras** das enzimas microssomais do fígado, o que implica que elas podem aumentar ou diminuir a taxa à qual substâncias, como outras drogas, são biotransformadas (e, portanto, expelidas) pelo fígado. Algumas interações entre esses indutores ou inibidores de enzimas e outras drogas são de real significância clínica. A Tabela 2-1 lista alguns exemplos importantes desses indutores e inibidores de enzimas.

Tabela 2-1

Indutores	Inibidores
Barbitúricos Carbamazepina Griseofulvina Rifampicina	Cloranfenicol Cimetidina Ciprofloxacino Disulfiram Eritromicina Isoniazida Itraconazol Cetoconazol Metronidazol

2.6 EXCREÇÃO

Os rins não são os únicos órgãos excretores do organismo. Órgãos como os pulmões e as glândulas exócrinas podem também participar da excreção de drogas. A excreção é o último dos quatro processos cinéticos.

As drogas podem ser excretadas de várias maneiras: pelos pulmões, trato gastrointestinal ou pelos rins e também em secreções corporais, como a saliva as lágrimas e o suor. Uma característica cinética importante da excreção é o fato de que a concentração de uma droga é maior no(s) órgão(s) que a excreta(m) do que no resto do organismo. Isso explica por que a toxicidade de uma droga é geralmente detectada em primeiro lugar nesses órgãos.

2.6.1 Excreção biliar

As drogas e seus metabólitos podem ser ativamente transportados a partir da corrente sanguínea para a bile. O fígado age como órgão excretor para substâncias altamente polares (isto é, substâncias que são hidrossolúveis), com massas moleculares de 300 a 350. Certas moléculas de drogas que passaram por conjugação com o ácido glicurônico (isto é, conjugados glicurônidos), como os metabólitos da ***eritromicina*** e do ***cloranfenicol*** em particular, podem ser excretadas dessa maneira. Em certas circunstâncias, **bactérias** no intestino delgado podem hidrolisar novamente os metabólitos conjugados, depois de sua excreção biliar para o intestino. A hidrólise tornará esses metabólitos novamente mais hidrossolúveis. Isso facilita a sua reabsorção para a corrente sanguínea, um processo conhecido como **ciclo entero-hepático**.

Aplicação clínica

Um aspecto muito importante do fenômeno do **ciclo entero-hepático** é a potencial **falha dos anticoncepcionais orais** (estrógenos administrados oralmente) quando usados concomitantemente com certos antibióticos. Antibióticos que matam bactérias intestinais causarão uma diminuição do ciclo entero-hepático dos estrógenos, facilitado por essas bactérias. Isso diminuirá a concentração dos anticoncepcionais no plasma e, conseqüentemente, também diminuirá sua efetividade. As pacientes devem ser alertadas sobre uma possível falha de seus anticoncepcionais orais e sobre o uso de métodos anticoncepcionais alternativos durante o tratamento com antibióticos. Ver também a Tabela 2-1 para outras drogas que podem aumentar a taxa de biotransformação do estrógeno.

2.6.2 Excreção renal

Quando as drogas são excretadas na urina, isso acontece na sua forma original, não modificada, polar e hidrossolúvel (chamada de composto parental) ou na forma de seus metabólitos polares e hidrossolúveis (produzidos durante a biotransformação da droga). A excreção renal envolve três importantes processos fisiológicos. São eles:

- **Filtração glomerular**: Os poros dos glomérulos são suficientemente grandes para permitir a passagem de todas as moléculas de drogas que não estão ligadas a proteínas plasmáticas para dentro dos túbulos renais. À medida que as moléculas de drogas não conectadas são filtradas pelos glomérulos, mais e mais da fração ligada a proteínas plasmáticas se desconectará.

- **Secreção tubular ativa**: Proteínas carreadoras, conhecidas como carreadoras de secreções, são encontradas nos túbulos contornados proximais do néfron. Certas drogas podem **inibir competitivamente** essas carreadoras. Drogas que competem por sítios de ligação em carreadoras ácidas têm significância clínica muito maior do que aquelas que competem por carreadoras básicas. Além disso, para drogas que são secretadas ativamente, a filtração glomerular tem uma importância menor. A Tabela 2-2 contém alguns exemplos de competidores por sítios de ligação em carreadoras ácidas e básicas (também conhecidas como bombas aniônicas e catiônicas), que são clinicamente significantes.

Tabela 2-2

Competidores por carreadoras ácidas	Competidores por carreadoras básicas
▸ Furosemida ▸ Penicilina ▸ Probenecida ▸ Tiazidas	▸ Amilorida ▸ Morfina ▸ Neostigmina

- **Reabsorção tubular passiva**: O grau de ionização e de lipossolubilidade de uma droga determinará o grau em que ela poderá ser **reabsorvida** a partir do néfron e de volta para a corrente sanguínea. A biotransformação tem como objetivo tornar as drogas mais polares e hidrossolúveis, para prevenir sua reabsorção nos túbulos renais (ver também Parágrafo 2.5.1). Moléculas ionizadas não são, portanto, reabsorvidas, mas as não ionizadas sofrem a reabsorção passiva. Já que o pK_a de uma droga e o pH no meio em torno das suas moléculas determinam seu grau de ionização (ver Parágrafo 2.2.1), o pH tubular influenciará o grau em que certas drogas (aquelas que são ácidos fracos ou bases fracas) serão excretadas na urina. A **alcalinização** da urina aumentará a taxa de excreção de um ácido fraco, enquanto a **acidificação** da urina aumentará a taxa de excreção de uma base fraca. Esses fatos são utilizados durante o tratamento da superdosagem de drogas. A superdosagem de ***aspirina***, por exemplo, é tratada com *bicarbonato de sódio* para alcalinizar a urina e também para tratar a acidose metabólica causada por essa superdosagem. O túbulo contornado proximal também apresenta carreadoras de reabsorção para bases e ácidos orgânicos. Essas carreadoras têm particular importância no tratamento da **gota** (ver Capítulo 10).

2.7 FARMACOCINÉTICA APLICADA

O valor dos vários princípios farmacocinéticos está na sua aplicabilidade a situações clínicas práticas.

Os processos farmacocinéticos determinam como o organismo humano lidará com substâncias estranhas, como drogas, uma vez que sejam introduzidas no organismo. Esses processos são determinantes de muitos aspectos importantes da farmacoterapia e das complicações e complexidades do tratamento com drogas. Os princípios farmacocinéticos que são discutidos nesta seção podem ser diretamente aplicados na prática clínica.

2.7.1 Meia-vida de eliminação ($t_{1/2}$)

A meia-vida de eliminação, ou $t_{1/2}$, de uma droga pode ser definida como a quantidade de tempo necessária para que a **concentração plasmática** da droga **seja reduzida em 50%** (isto é, o tempo necessário para que a concentração plasmática da droga se reduza à metade). Vários fatores podem prolongar a $t_{1/2}$ de uma droga, inclusive falências do fígado e dos rins, idade avançada e muitos outros.

2.7.2 Cinética de ordem zero e de primeira ordem

Algumas poucas drogas seguem o que se chama de **cinética de eliminação de ordem zero**. A maioria das drogas que possui valor terapêutico, no entanto, exibe a **cinética de eliminação de primeira ordem**. A distinção entre esses dois processos cinéticos pode ser descrita como a seguir:

- **Cinética de ordem zero**: Drogas que exibem ou seguem a cinética de ordem zero apresentam processos de eliminação no organismo que podem ficar **saturados**. Uma **quantidade constante** da droga é eliminada em cada unidade de tempo. Esse fenômeno é também conhecido como cinética dose-dependente. As implicações são que doses aumentadas dessas drogas prolongarão suas meias-vidas plasmáticas e farão com que suas concentrações plasmáticas alcancem níveis excessivamente altos.

  Exemplos de drogas que seguem a cinética de eliminação de ordem zero são:
  - *Heparina*.
  - Salicilatos (altas doses de ***aspirina***).
  - ***Fenitoína***.
  - *Etanol*.
  - Superdosagem de antidepressivos tricíclicos, barbitúricos e benzodiazepínicos.

- **Cinética de primeira ordem**: Os processos de biotransformação e de excreção dessas drogas **não ficarão saturados**. Esse fenômeno é também conhecido como cinética dose-independente e implica que uma **fração constante** da droga seja eliminada em cada unidade de tempo.

2.7.3 Biodisponibilidade e volume aparente de distribuição (V_d)

Estes princípios foram descritos nos Parágrafos 2.2.3 e 2.3.

2.7.4 Princípios cinéticos de uma dose única de droga

Quando uma droga é administrada em uma única dose, a concentração plasmática aumentará à medida que a droga for absorvida. A concentração plasmática atinge seu pico quando a absorção está completa, então diminui de novo, gradativamente, à medida que a droga é eliminada do organismo.

2.7.5 Princípios cinéticos de doses múltiplas e contínuas: a concentração no estado de equilíbrio (C_{ss})

Drogas que exibem a cinética de eliminação de primeira ordem (ver Parágrafo 2.7.2), que são administradas em doses múltiplas e contínuas, irão gradativamente se acumular no organismo até que o **platô de concentração** seja atingido. Esse platô de concentração é um estado durante o qual a taxa de absorção de uma droga é igual à sua taxa de eliminação. Uma concentração plasmática mais ou menos constante pode, portanto, ser mantida. Essa concentração é chamada de concentração no estado de equilíbrio de uma droga, ou C_{ss}.

Os seguintes pontos se referem à C_{ss} e são importantes:

- O acúmulo da droga até o ponto em que a C_{ss} é alcançada é um processo cinético de primeira ordem porque a concentração no estado de equilíbrio é atingida quando a taxa de absorção se iguala à velocidade de eliminação e os processos envolvidos na cinética de primeira ordem não podem ser saturados.
- O tempo necessário para que a C_{ss} seja atingida é uma função da $t_{1/2}$ da droga em questão. Para todos os propósitos práticos, os processos de primeira ordem requerem em torno de quatro ou cinco vezes a $t_{1/2}$ da droga para se completar. Portanto, quatro ou cinco meias-vidas são necessárias também para atingir a C_{ss}.
- Em geral, o tempo requerido para atingir a concentração no estado de equilíbrio é independente da dose, velocidade ou freqüência de administração da droga. Um pré-requisito importante, entretanto, é que doses intermitentes da droga precisam ser dadas a intervalos menores que aproximadamente 1 vez e meia a $t_{1/2}$, se se deseja alcançar a C_{ss}. O aumento da dose aumentará a concentração no estado de equilíbrio, mas não facilitará o alcance precoce da C_{ss}.
- Drogas com meias-vidas mais curtas atingem a C_{ss} mais rapidamente.

Aplicação clínica

Para ilustrar o princípio da administração intermitente de doses de drogas com o propósito de alcançar e manter a concentração no estado de equilíbrio, o seguinte exemplo pode ser considerado:

A meia-vida de eliminação plasmática da droga X é de dez horas e ela é administrada a cada oito horas. Os seguintes pontos se aplicam à C_{ss}:

- A C_{ss} será atingida depois de quatro a cinco meias-vidas, isto é, depois de quatro a cinco vezes dez horas (ou 40 a 50 horas), independentemente da dose.
- Para que a C_{ss} seja atingida depois de 40 a 50 horas, os intervalos entre as doses devem ser menores que 1,4 vezes dez horas (isto é, menores que 14 horas). Portanto, os intervalos de oito horas seriam adequados.
- Também é importante notar que a efetividade de uma mudança no esquema posológico do paciente (isto é, uma dose aumentada ou diminuída) apenas poderá ser completamente avaliada depois que outras quatro a cinco meias-vidas tiverem se passado, porque uma nova concentração no estado de equilíbrio deve ser atingida.
- Os mesmos princípios se aplicam quando uma dose é perdida ou saltada.

2.7.6 Doses de ataque e de manutenção

Há situações na prática clínica em que um efeito terapêutico mais rápido é desejável, com uma droga que apresenta uma $t_{1/2}$ relativamente longa. Em uma situação como essa, uma **dose de ataque** única (primeira dose) ou dividida (primeira e segunda doses), ou dose específica no caso de administração intravenosa, é administrada para estabelecer mais rapidamente a desejada **concentração terapêutica da droga. Doses de manutenção** são então usadas para alcançar e manter as **concentrações no estado de equilíbrio** desejadas. Portanto, a dose de ataque **não** facilita o atingimento mais rápido do estado de equilíbrio (C_{SS}), mas permite um início mais rápido do efeito terapêutico da droga.

2.7.7 Índice terapêutico

O índice terapêutico de uma droga é a diferença entre a concentração plasmática mínima na qual a droga é eficaz e o nível plasmático mínimo em que ela se torna tóxica. O índice terapêutico fornece uma indicação geral da **margem de segurança** de uma droga específica. Drogas com um índice terapêutico baixo podem atingir níveis tóxicos muito facilmente. A *varfarina* e a *digoxina* são exemplos de drogas que exibem índices terapêuticos muito pequenos.

3

PRINCÍPIOS FARMACODINÂMICOS

No Capítulo 1, a base da ação da droga, ou seja, a interação entre as moléculas de drogas e os receptores (também conhecidos como alvos de drogas), foi introduzida. Receptores se encaixam em uma de três importantes categorias:

- Receptores de ligantes específicos (subdivididos em receptores de membrana e receptores intracelulares).
- Receptores enzimáticos.
- Receptores carreadores de transporte.

Algumas vezes, os receptores de ligantes específicos são denominados de "verdadeiros" receptores de drogas, enquanto os receptores de enzimas e carreadores de transporte são agrupados juntamente com proteínas plasmáticas e de tecidos, para formar uma categoria de receptores "silenciosos". Portanto, na prática tornou-se padrão que o termo "receptor" seja usado quando se referindo apenas a receptores de ligantes.

Proteínas e moléculas contendo proteínas fornecem os verdadeiros sítios de ligação de receptores usados pelas moléculas de drogas e também por uma variedade de transmissores endógenos de sinais (isto é, neurotransmissores, hormônios e autacóides). A farmacodinâmica estuda a maneira como as drogas influenciam os processos do organismo pela sua interação com receptores específicos e, portanto, seus mecanismos de ação e seus efeitos resultantes. Muitos princípios farmacodinâmicos são importantes para que possam ser discernidos os mecanismos de ação das drogas. Esses princípios são elucidados neste capítulo.

3.1 LIGAÇÃO E AFINIDADE DE RECEPTORES

> As drogas precisam se ligar aos receptores para produzir seus efeitos. As moléculas das drogas formam ligações químicas com os receptores, e a força dessas ligações é determinada pela *afinidade* do receptor pela droga (a soma total das forças de atração entre a droga e seus receptores).

Antes que uma droga possa exercer qualquer resposta celular ou efeito clínico, suas moléculas precisam ligar-se aos receptores-alvo específicos. As ligações químicas se formam entre as moléculas da droga e os sítios de ligação de seus receptores. Essas ligações são quase sempre de uma natureza fraca, reversível, mas dinâmica.

Algumas poucas substâncias, entretanto, são capazes de formar ligações fortes, co-valentes (isto é, irreversíveis) com seus receptores. Os receptores são geralmente destruídos por causa dessas ligações. Os efeitos dessas substâncias ou drogas somente podem ser terminados uma vez que estruturas protéicas apropriadas, contendo novos sítios de ligação de receptores, tenham sido sintetizadas. Isso explica a prolongada duração de sua ação. Exemplos de drogas ou substâncias que formam ligações co-valentes com seus receptores são os pesticidas organofosforados e a droga anti-hipertensiva *fenoxibenzamina*, que é usada para estabilizar a pressão sanguínea de pacientes que sofrem de feocromocitoma, antes de uma intervenção cirúrgica.

A **afinidade** pode ser definida como a tendência ou grau com que as moléculas da droga são atraídas para seus receptores. Ela fornece, portanto, uma indicação da força das ligações químicas que se formam entre as moléculas e os receptores. Drogas com uma alta afinidade por seus receptores exibirão um tendência maior de se combinar com esses receptores do que drogas com baixas afinidades. Quanto maior for a afinidade de uma droga por seus receptores, mais **potente** será a droga.

Para simplificar o real processo de ação da droga, os seguintes eventos podem ser descritos, já que eles se relacionam à ligação da droga com seus receptores-alvo:

- Moléculas de drogas podem ser vistas como mensageiros químicos que conduzem mensagens (sinais químicos) para alvos biológicos, para realizar mudanças bioquímicas ou elétricas em **órgãos efetores** (os órgãos nos quais as substâncias químicas ou os impulsos nervosos exercem seus efeitos).
- Moléculas de drogas formam ligações químicas com seus receptores. Isso produz complexos droga-receptor (isto é, moléculas da droga ligadas a receptores).
- Uma vez que o complexo droga-receptor tenha sido formado, uma série de eventos bioquímicos ou elétricos é ativada. Os eventos **iniciais** servem para amplificar e transmitir a mensagem original para as partes funcionais das células-alvo. Isso é conhecido como **transdução de sinal** (ver Parágrafo 3.3).

- O processo de transdução de sinal pode acontecer tanto por influência direta da permeabilidade da membrana (isto é, a abertura dos canais de íons) como por um processo de transdução acoplado à proteína G (ver Parágrafo 3.3).
- Os eventos **subseqüentes** permitem que os efeitos biológicos sejam vistos nos tecidos-alvo e líquidos corporais.

Receptores acoplados à proteína G bastante conhecidos são os receptores muscarínicos da acetilcolina, os receptores da dopamina, os receptores da serotonina (ou 5-HT) e os receptores β-adrenérgicos (ver Capítulo 4).

Uma vez que uma droga tenha sido introduzida no organismo, a **associação** a receptores de drogas é iniciada. Esse é o processo por meio do qual os complexos droga-receptor são formados. O tempo que uma molécula da droga realmente passa em seu receptor, entretanto, é medido em milissegundos. Isso implica que a dissociação droga-receptor também ocorra. Em farmacologia, diz-se que um **equilíbrio** foi atingido quando a taxa de associação droga-receptor se iguala à taxa de dissociação droga-receptor.

Molecularmente, a ação da droga leva a conseqüências diretas ou imediatas, como mudanças nas funções das células ou dos tecidos. A função de um órgão pode ser afetada tanto diretamente quanto indiretamente. Outras conseqüências indiretas ou retardadas são mudanças no funcionamento de um sistema de órgãos e eventuais mudanças no funcionamento do organismo inteiro. Algumas dessas mudanças são benéficas (aquelas que eram o objetivo inicial do tratamento), enquanto outras podem ser **indesejáveis** (ver Parágrafo 1.5.2).

3.2 A BIOFASE

A área que circunda diretamente o sítio de ligação do receptor é chamada de **biofase**. As moléculas de drogas precisam alcançar a biofase em concentrações suficientemente altas para permitir que elas se liguem a receptores bastantes para produzir um efeito clínico significativo. Algumas drogas podem ser administradas diretamente em sua biofase (inalando um broncodilatador, por exemplo), o que significa que doses menores são requeridas e menos efeitos colaterais sistêmicos são produzidos.

3.3 A TRANSDUÇÃO DE SINAIS QUÍMICOS

Uma vez que uma droga tenha formado uma ligação funcional com seu receptor (isto é, um complexo droga-receptor tenha sido formado), uma corrente, ou cascata, de eventos celulares é ativada, o que culminará nos efeitos bioquímicos e fisiológicos da droga. Tal cascata de eventos celulares, desencadeada pela ligação ao receptor e então amplificada, é denominada de **transdução de sinal**. No Parágrafo 1.6, os diferentes tipos de receptores foram descritos. Receptores de membrana podem influenciar a permeabilidade da membrana diretamente para certos íons ou podem estar **acoplados à proteína G**. Quando a permeabilidade da membrana é influenciada, a resposta pode ser esperada dentro de milissegundos, enquanto as respostas da proteína G acoplada se manifestam dentro de segundos a minutos.

Receptores que são acoplados à proteína G fazem uso de **mensageiros secundários intracelulares** para sua transdução de sinal. Algumas drogas, por meio da ligação ao receptor, ativam esses mensageiros secundários, enquanto outras podem inibi-los. O AMP cíclico (cAMP), o inositol trifosfato (IP_3) e o diacilglicerol (DAG) são exemplos desses mensageiros secundários. Íons de cálcio (Ca^{2+}) intracelulares também podem agir como mensageiros secundários. Alguns agonistas são capazes de produzir um aumento na concentração citoplasmática do íon cálcio. Esses íons cálcio são a seguir envolvidos em vários processos celulares que resultam em suas reações efetoras.

3.4 REGULANDO O FLUXO ATRAVÉS DOS CANAIS DE ÍONS

Proteínas transmembrana específicas, denominadas proteínas de canal, formam canais de íons (ver Parágrafo 2.2.1) na membrana plasmática. Canais de íons específicos exibem **seletividade** por seus íons específicos somente. Por exemplo, canais de íons separados para Na^+, Ca^{2+} e Cl^- podem estar presentes em uma única membrana plasmática. Tais canais de íons são geralmente regulados por meio da ação de ligantes (isto é, canais de íons regulados por ligantes) ou por meio de sua sensibilidade a impulsos elétricos (isto é, canais de íons regulados por voltagem).

Algumas drogas podem se ligar a áreas-alvo diretamente nas proteínas de canal. Uma vez que o complexo droga-receptor tenha sido formado, a conformação do canal é modificada. Subseqüentemente, a permeabilidade do canal para seus íons específicos é **aumentada** (isto é, o canal é "aberto"). Os íons são então autorizados a mover-se ao longo de seus gradientes eletroquímicos rapidamente e precipitar-se para dentro da célula, onde iniciarão respostas biológicas. Um exemplo bem conhecido de um receptor de membrana desse tipo é o do receptor nicotínico que interage com a acetilcolina (ver Capítulo 4).

A permeabilidade do canal de íons pode também ser **diminuída** com certas drogas. Nesses casos, a permeabilidade do canal de íons é impedida de ser aumentada por substâncias endógenas, ou canais de íons sensíveis à voltagem podem ser impedidos de abrir em resposta a impulsos nervosos. Um bom exemplo deste último é o dos agentes anestésicos locais que impedem que canais de Na^+ sensíveis à voltagem se abram em resposta à despolarização (ver Capítulo 5).

Alguns mecanismos da proteína G acoplada também regulam o fluxo de íons por canais de íons específicos. Nesses casos, o acoplamento da proteína G não ativa mensageiros secundários intracelulares (ver Parágrafo 3.3), mas em vez disso diminui diretamente a permeabilidade dos canais de íons.

3.5 AGONISTAS, ANTAGONISTAS E ATIVIDADE INTRÍNSECA

As drogas podem ser classificadas como **agonistas**, **dualistas** ou **antagonistas**, dependendo da habilidade de seus complexos droga-receptor de extrair ou iniciar respostas celulares ou efeitos celulares **ativos**. A **atividade intrínseca** descreve a **efetividade biológica** do complexo droga-receptor (em outras palavras, a habilidade de a droga obter uma resposta celular). A atividade intrínseca, também denominada de eficácia intrínseca, é expressa como uma fração (isto é, um valor variando de zero a um). Zero indica que absolutamente nenhum efeito será provocado pela droga, e um indica que a resposta celular máxima será iniciada. Todos os transmissores endógenos de sinais têm atividades intrínsecas iguais a um. As respostas celulares ativas, todavia, podem ser tanto **excitatórias** como **inibitórias** em sua natureza. A dopamina e a serotonina (ou 5-HT), por exemplo, provocam respostas excitatórias, enquanto o neurotransmissor endógeno ácido gama-aminobutírico (GABA) provoca uma resposta inibitória.

Em termos de atividade intrínseca, as drogas podem ser categorizadas como:

- **Agonistas totais**: São drogas que apresentam atividade intrínseca igual a "um". Portanto, são capazes de provocar respostas celulares máximas. Um agonista também mostra uma grande afinidade por seus receptores.
- **Antagonistas competitivos**: Drogas que exibem atividades intrínsecas iguais a "zero" são chamadas de antagonistas competitivos. Elas geralmente mostram afinidades mais altas por seus receptores do que seus agonistas correspondentes. Antagonistas competitivos são também conhecidos como **bloqueadores** de receptores. Como diz o termo, essas drogas simplesmente bloqueiam os receptores para evitar que agonistas, como os transmissores endógenos de sinais, formem complexos agonista-receptor funcionais e então exerçam seus efeitos nos órgãos-alvo. Eles não podem reverter ativamente os efeitos de seus agonistas correspondentes. Outras duas características importantes desse tipo de antagonista são as seguintes:
    - O antagonista competitivo pode deslocar o agonista correspondente de seu sítio de ligação no receptor, graças a sua maior afinidade pelo receptor.
    - Uma vez que esteja ligado ao receptor, um aumento na concentração do agonista na biofase irá novamente deslocar o antagonista de seu sítio de ligação.

Ver Nota 3-1 para um exemplo prático da relação entre um agonista e seu correspondente antagonista competitivo. Os complexos droga-receptor que são formados entre antagonistas competitivos e seus receptores, e que não produzem respostas celulares ativas, são ditos de natureza **passiva**. Como já foi mencionado, tais drogas simplesmente **impedem** a estimulação endógena (química ou nervosa) por meio de drogas agonistas no sistema de receptores em questão.

- **Dualistas**: Algumas drogas não são nem agonistas totais nem antagonistas competitivos. Em vez disso, podem ser categorizadas como sendo agonistas parciais, também conhecidos como **antagonistas-agonistas**. Elas apresentam atividades intrínsecas variando entre zero e um (isto é, menos que um). Um dualista com uma atividade intrínseca menor que 0,5 desempenhará provavelmente uma atividade antagonista (bloqueadora de receptores). A administração de um dualista sozinho geralmente também evocará suas atividades agonistas. Entretanto, se um agonista já estiver presente, ele desempenhará suas propriedades de antagonista competitivo.

Drogas que são capazes de agir como bloqueadores de receptores em mais de um sistema de receptores são chamadas de **bloqueadores multipotentes**. Suas estruturas químicas lhes permitem algum grau de efeitos antagonistas não seletivos de natureza **antimuscarínica**, **anti-histamínica**, **bloqueador$_1$-adrenérgico** e de **anestésico local**. Exemplos desses bloqueadores multipotentes são os tipos mais antigos de anti-histamínicos, os antidepressivos tricíclicos e as fenotiazinas.

Além dos antagonistas competitivos, existem outros quatro tipos de **antagonistas não competitivos** (descritos por Sommers, 2000, p. 14-17). Essas drogas antagonistas são usadas para anular ativamente os efeitos de drogas agonistas ou outras substâncias químicas no organismo. Elas são:

- **Antagonistas funcionais ou fisiológicos**: Um antagonista funcional é na verdade um agonista que age em um sistema de receptores diferente, no qual produz os efeitos fisiológicos opostos àqueles produzidos pelo agonista inicial. A ***adrenalina***, por exemplo, é o antagonista funcional da histamina (ver Nota 3-2).

Nota 3-1 Relação entre um agonista e seu antagonista

Durante **reações anafiláticas**, a liberação maciça de **histamina**, um neurotransmissor endógeno e, portanto, um agonista total dos receptores de histamina, leva a uma série de eventos fisiopatológicos que causam risco de morte. Estes incluem uma vasodilatação generalizada, com permeabilidade capilar aumentada, trocas de fluidos e choque circulatório, broncoespamos e edema de laringe.

O uso de **anti-histamínicos** no controle da anafilaxia, entretanto, não salvará a vida. Como os anti-histamínicos são **antagonistas competitivos** da histamina, especialmente nos receptores H_1, as quantidades maciças de histamina circulante (o agonista) continuarão a deslocar os anti-histamínicos de seus sítios de ligação nos receptores.

Em vez disso, como uma intervenção emergencial para salvar a vida, o **antagonista funcional** da histamina (ver Nota 3-2) é administrado primeiro. Depois disso, os sintomas desagradáveis da reação alérgica severa, incluindo prurido, náusea e vômitos, podem ser controlados com um anti-histamínico. O tratamento da anafilaxia com o uso de drogas é discutido com mais detalhes no Capítulo 12.

Nota 3-2 Adrenalina, o antagonista funcional da histamina

A **adrenalina** pode ser usada para efetivamente controlar os problemas clínicos que oferecem risco de morte e que são produzidos por reações anafiláticas (ver Nota 3-1). A **adrenalina** é um agonista total no sistema de receptores adrenérgico (ver Capítulo 4). Alguns de seus efeitos incluem a vasoconstrição e a broncodilatação. Ela, portanto, anula os efeitos que colocam a vida em risco, provocados pela histamina, por meio da estimulação agonística de outro sistema de receptores. O tratamento da anafilaxia com drogas é discutido com mais detalhes no Capítulo 12.

No organismo saudável, os principais agonistas fisiológicos das subdivisões simpática e parassimpática do sistema nervoso, respectivamente a adrenalina e a acetilcolina, também agem como antagonistas funcionais em áreas-alvo como o músculo liso bronquial e as células cardíacas.

- **Antagonistas químicos**: Um antagonista químico forma uma ligação química com o agonista, por meio da qual diminui sua afinidade por seus sítios de ligação nos receptores. A concentração e efetividade do agonista é, então, reduzida. Dois exemplos de antagonistas químicos são:
  - *Sulfato de protamina*, que é usado para terminar o efeito que a *heparina* produz na coagulação sanguínea por meio de ligações iônicas.
  - O **agente quelante** *dimercaprol*, que é usado para tratar o envenenamento por arsênico e por mercúrio, tornando o antagonista mais hidrossolúvel e, portanto, mais adequado para a excreção renal. O envenenamento pelo fer-

Agentes quelantes: Estes agentes podem remover íons multivalentes de metal, como Ca^{2+} e Mg^{2+}, de uma solução. Por exemplo, o dimercaprol quela o mercúrio (Hg^{2+}) durante o envenenamento por mercúrio.

ro pode ser tratado da mesma maneira, com *desferrioxamina* como agente quelante. Quelatos que se formem no lúmen do trato digestivo não serão absorvidos.

- **Antagonistas metafinóides**: Esses antagonistas mudam a conformação dos sítios de ligação dos receptores utilizados pelos agonistas. Isso implica que o agonista não será mais capaz de se encaixar de maneira ótima nos sítios de ligação de seu receptor. O antagonista metafinóide, portanto, influencia a ocupação do receptor pelo agonista. No caso de enzimas, esse tipo de antagonismo é chamado de **antagonismo alostérico**.
- **Antagonistas bioquímicos ou farmacocinéticos**: Um antagonista bioquímico reduz diretamente a concentração do agonista na biofase. Isso pode ser alcançado tanto pela aceleração da biotransformação ou da excreção do agonista quanto pela competição com o agonista pelo transporte até seus receptores.

3.6 DENSIDADE DE RECEPTORES E RESERVA DE RECEPTORES

A maioria dos receptores usados pelas moléculas das drogas está localizada nas superfícies externas das membranas plasmáticas. A densidade dos receptores para drogas específicas, entretanto, é consideravelmente baixa. Mas, apesar da baixa densidade dos receptores, os agonistas totais ainda podem produzir uma resposta celular máxima mesmo sem ocupar todos os receptores disponíveis, ou seja, eles deixam alguns receptores desocupados e, assim, de reserva. Isso é conhecido como a sua **reserva de receptores**. No caso dos dualistas, não há reserva de receptores, isto é, eles não poderiam produzir uma resposta celular máxima mesmo se lhes fosse possível ocupar **todos** os seus receptores. O efeito máximo produzido por um dualista é, portanto, quantitativamente menos "potente" do que o efeito que poderia ter sido obtido com um agonista total.

3.7 RECEPTORES INTRACELULARES

Os hormônios esteróides possuem **receptores intracelulares** (ver também Parágrafo 1.6). Para que a ligação ao receptor aconteça, esses hormônios, ou seus **análogos**, precisam primeiro atingir seus sítios de ligação intracelulares. Uma vez ligados a seus receptores no citoplasma, os complexos esteróide-receptor se translocam (isto é, movem-se de um local para outro) para o núcleo da célula. Lá, ligam-se à **cromatina** (o material encontrado no núcleo celular, incluindo o DNA) e subseqüentemente influenciam a transcrição de certos genes. A atividade de transcrição da RNA-polimerase e a produção de RNA mensageiro (mRNA) no núcleo são, en-

Análogos: São substâncias que possuem estruturas químicas similares, e que diferem apenas no que diz respeito a um componente específico.

tão, **aumentadas**. Esse processo culmina na síntese de **polipeptídeos** (dois ou mais aminoácidos conectados por uma ligação peptídica), cujas exatas natureza e função dependem do hormônio específico que inicialmente se ligou ao receptor esteróide. Por causa da complexidade desse processo, a resposta celular pode levar várias horas, ou mesmo dias, para ocorrer.

3.8 RECEPTORES ENZIMÁTICOS

A maioria das drogas que têm enzimas como alvo agirá para **inibir** o funcionamento normal dessas enzimas. Enzimas são proteínas que agem como catalisadores de reações bioquímicas no organismo. Um catalisador aumenta a taxa em que tais reações químicas acontecem, sem participar ele mesmo das reações. Enzimas agem sobre **substratos**. Elas não podem controlar a direção das reações que acontecem, mas causarão um aumento proporcional nas taxas de ambas as reações, direta e reversa. Para ilustrar isso, o bem conhecido exemplo da reação do tampão ácido carbônico/bicarbonato pode ser usado. Considere-se a equação química na Figura 3-1:

Anidrase carbônica

$$H^+ + HCO_3^- \rightleftharpoons H_2CO_3 \rightleftharpoons H_2O + CO_2$$

Figura 3-1 O sistema tampão ácido carbônico/bicarbonato

A enzima que catalisa a reação acima é chamada de **anidrase carbônica** e controla tanto a reação direta, de um lado da equação, quanto a reação reversa, do outro.

Considere-se também o exemplo ilustrado na Figura 3-2. A xantina-oxidase (XO) é responsável por catalisar a reação por meio da qual a hipoxantina é convertida em xantina e, subseqüentemente, em ácido úrico. A hipoxantina e a xantina são os **substratos** e a xantina-oxidase é a **enzima**.

$$\text{Hipoxantina} \xrightarrow{XO} \text{Xantina} \xrightarrow{XO} \text{Ácido Úrico}$$

Figura 3-2 A ação da xantina oxidase (XO)

Substratos: Compostos químicos que são catalisados por enzimas. Compostos são substâncias químicas que são feitas de dois ou mais elementos. Compostos orgânicos contêm átomos de carbono; compostos inorgânicos, não.

Os nomes de enzimas são facilmente reconhecíveis pela ocorrência do sufixo "-ase" em seus nomes, por exemplo, ciclooxigenase, anidrase carbônica e xantina oxidase.

Inibir a função da enzima implica o seguinte:

- Haverá um aumento na concentração do substrato, já que a ação do catalisador foi removida.
- Haverá uma diminuição na concentração dos produtos da atividade da enzima.

As drogas podem ser usadas para o propósito primário de atingir qualquer um dos resultados mencionados acima. Ver também o Parágrafo 1.6 para mais informações a respeito de receptores de enzimas.

O ***trinitrato de glicerila*** e o *nitroprussiato de sódio* são exemplos de drogas que de fato **ativam** enzimas. Essas drogas são discutidas com mais detalhes no Capítulo 6.

3.9 RECEPTORES CARREADORES DE TRANSPORTE

Estes receptores são descritos nos Parágrafos 1.6 e 2.2.1.

4

NEUROTRANSMISSORES E SEUS SISTEMAS DE RECEPTORES

Revisão sugerida

Anatomia e fisiologia:

- Sistema nervoso central e periférico.
- Sistema nervoso somático.
- Nervos cranianos e espinhais.
- Gânglios, neurônios pré-ganglionares e pós-ganglionares.
- Sistema nervoso autônomo (divisões simpática e parassimpática e seus órgãos efetores).
- Potencial de ação, impulsos nervosos, neurotransmissores e sinapses.

Este capítulo se ocupa dos receptores de ligantes específicos utilizados pelos neurotransmissores que possuem significância farmacológica. Eles são:

- Noradrenalina (NA) e o sistema de receptores adrenérgicos.
- Acetilcolina (ACh) e o sistema de receptores colinérgicos.
- Dopamina (D) e o sistema de receptores dopaminérgicos.
- Serotonina, ou 5-hidroxitriptamina (5-HT), e seus receptores.
- Histamina (H) e seus receptores (os receptores histaminérgicos).
- As encefalinas e endorfinas (isto é, os peptídeos opióides, que também incluem as dinorfinas) e seus receptores.
- Ácido gama (γ-) aminobutírico (GABA) e seus receptores.

4.1 ASPECTOS DA TRANSMISSÃO DE IMPULSOS NERVOSOS EFERENTES

Fendas sinápticas existem entre os bulbos terminais dos axônios neuronais e os dendritos dos neurônios adjacentes, dentro do sistema nervoso, seja ele central ou periférico, ou entre os bulbos terminais e células efetoras fora do sistema nervoso. Para que os neurônios transportem suas "mensagens" através dessas fendas sinápticas, eles necessitam de mensageiros químicos chamados de *neurotransmissores*.

Neurônios eferentes fazem sinapses um com o outro (dentro do sistema nervoso) ou com suas células efetoras (fora do sistema nervoso). Os neurônios geram e transmitem impulsos elétricos para transportar as "mensagens" até suas áreas-alvo. Entretanto, já que os bulbos terminais dos axônios não estão em contato direto com os dendritos dos neurônios adjacentes ou com células efetoras (como fibras musculares e células de tecidos glandulares) mensageiros químicos são usados para transportar as "mensagens" que esses impulsos elétricos contêm através das **fendas sinápticas**, que são os intervalos que existem entre os bulbos terminais dos axônios e as superfícies efetoras dos neurônios. (Esses intervalos são também denominados simplesmente de sinapses. Os neurônios também formam sinapses com outros neurônios e com suas áreas efetoras.) No caso dos neurônios motores do sistema nervoso somático, as sinapses entre os bulbos terminais dos axônios e as membranas plasmáticas das fibras musculares estriadas são chamadas de junções **neuromusculares** (ou **placas motoras**).

Os mensageiros químicos usados para transportar mensagens através das fendas sinápticas são chamados de **neurotransmissores** (ligantes que têm uma imensa importância farmacológica). Portanto, diz-se que a transmissão de impulsos é quimicamente mediada. A transmissão sempre acontece em uma única direção, de um neurônio pré-sináptico (antes da sinapse) para uma área efetora (um neurônio adjacente ou uma célula efetora) pós-sináptica (depois de uma sinapse). O neurotransmissor, quando é liberado, interage com os sítios de ligação dos receptores. Isso permite que a transdução de sinal e as subseqüentes respostas celulares aconteçam (ver Parágrafo 3.3).

As substâncias neurotransmissoras são armazenadas nas vesículas sinápticas que estão contidas dentro das extremidades terminais dos neurônios. Essas vesículas liberam seus mensageiros químicos para a fenda sináptica por meio do processo de exocitose (fusão da vesícula de armazenamento com a membrana plasmática do bulbo terminal, com subseqüente ruptura e descarga de seu conteúdo). Os neurotransmissores são sintetizados no corpo da célula neuronal (mais freqüentemente) ou dentro do próprio bulbo.

Uma vez que o neurotransmissor tenha sido liberado e sua mensagem transmitida, a ação é terminada por meio de sua **quebra enzimática** na fenda sináptica ou no axônio terminal. As enzimas em questão são específicas para certos neurotransmissores (ou grupos de neurotransmissores que são estruturalmente semelhantes) e estão presentes em suas fendas sinápticas. A **acetilcolinesterase** é a enzima que inativa a acetilcolina (ACh), por exemplo. Por outro lado, duas enzimas diferentes inativam a noradrenalina: a **monoaminoxidase** (MAO) e a **catecol-O-metiltransferase** (COMT). Os produtos metabólicos da quebra enzimática (uma forma de biotransformação) são levados de volta aos bulbos terminais dos axônios, por meio de transporte ativo de bombas de membrana, para serem usados novamente na síntese da substância neurotransmissora em questão. A reabsorção de moléculas de neurotransmissores não usadas e não modificadas para dentro do bulbo terminal também acontece.

Depois de ativados, os assim chamados **receptores pré-sinápticos** que estão presentes nas membranas neuronais pré-sinápticas agem como um **mecanismo de feedback negativo** para futuras liberações de neurotransmissores. Isso serve para parar a liberação excessiva de substâncias neurotransmissoras a partir de suas vesículas de armazenamento. Considere-se o exemplo da liberação da noradrenalina de suas vesículas de armazenamento, que é discutida no Parágrafo 4.6.3.

4.2 ORGANIZAÇÃO DO SISTEMA NERVOSO PERIFÉRICO

É interessante usar o seguinte plano de organização do *sistema nervoso periférico eferente* quando se tenta elucidar a farmacodinâmica das várias drogas que agem sobre ele:

- Sistema nervoso somático.
- Sistema nervoso autônomo:
    - Divisão simpática.
    - Divisão parassimpática.

Quando se estuda farmacologia, é útil ter um plano de organização do sistema nervoso periférico como ponto de partida. Falando de maneira farmacológica, o seguinte plano de organização básico do sistema nervoso elucida muitos aspectos da ação de drogas no sistema nervoso periférico e suas subdivisões:

- Funcionalmente, o sistema nervoso pode ser dividido em uma subdivisão central e uma periférica.
- O sistema nervoso periférico pode ser também dividido nas vias **aferentes** (que carregam impulsos **para** o SNC) e **eferentes** (que carregam impulsos **a partir** do SNC).
- As vias eferentes podem ser tanto **somáticas** (inervação muscular esquelética para facilitar o movimento do corpo) quanto **autônomas** (que compreendem as vias eferentes simpática e parassimpática).

A Figura 4-1 ilustra as subdivisões mencionadas.

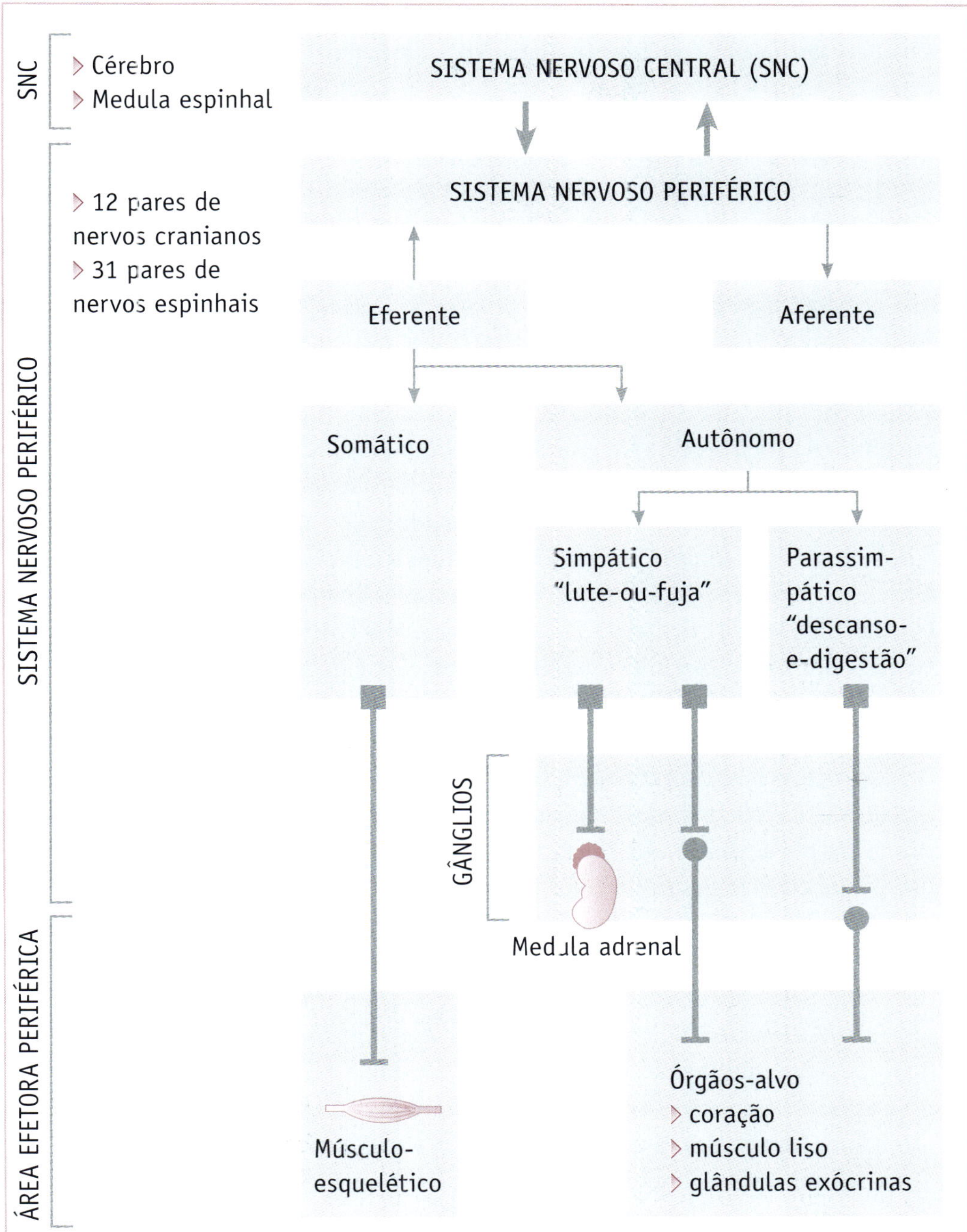

Figura 4-1 Organização do sistema nervoso periférico

4.3 SUBDIVISÕES DO SISTEMA NERVOSO AUTÔNOMO

Diferenças entre as duas subdivisões do sistema nervoso autônomo – o sistema nervoso simpático e o parassimpático – determinam dois sistemas de receptores muito importantes:

- O sistema de receptores adrenérgico.
- O sistema de receptores colinérgico.

Duas subdivisões opostas do sistema nervoso autônomo regulam as funções corporais que não são controladas voluntariamente. Elas são o sistema nervoso **simpático** e o **parassimpático**. A extraordinária relação entre as divisões simpática e parassimpática é dinâmica, e é caracterizada por um cuidadoso equilíbrio homeostático. A maioria das funções da divisão simpática é derivada da interação da noradrenalina com receptores adrenérgicos, enquanto a acetilcolina interage com receptores colinérgicos para produzir efeitos parassimpáticos. Os efeitos da noradrenalina podem, sob condições de estresse, ser aumentados (potencializados) pela adrenalina, um neuro-hormônio liberado pela medula da adrenal.

A bem conhecida caracterização da divisão simpática como aquela que apenas fornece respostas do tipo "lute-ou-fuja", enquanto a divisão parassimpática é responsável pelas funções de "descanso-e-digestão" tende a levar ao conceito errado de que as funções simpáticas somente ocorrem durante "emergências homeostáticas" (como a desidratação, hipoglicemia e choque circulatório) ou em momentos de alta demanda psicológica (como exercícios árduos, esforço físico ou quando é necessário manter uma temperatura basal corpórea em situações em que a temperatura ambiental diminui repentina e violentamente). Essas duas divisões na verdade são complementares uma à outra por meio de uma inervação seletiva e receptores cuidadosamente posicionados que constituem os sistemas de receptores **adrenérgico** e **colinérgico**:

- **Sistema de receptores adrenérgico**: A noradrenalina é o ligante fisiológico responsável pela maior parte das funções normais da divisão simpática. Em áreas efetoras periféricas (aquelas áreas onde os receptores-alvo de fato produzem seus efeitos), esse sistema de receptores é constituído pelos receptores α- e β-adrenérgicos e seus subtipos.
- **Sistema de receptores colinérgico**: A acetilcolina é a substância fisiológica transmissora. Os receptores da acetilcolina são encontrados como receptores muscarínicos em áreas efetoras periféricas e como receptores nicotínicos nos gânglios autônomos. Esses dois tipos de receptores também apresentam subtipos.

A Figura 4-2 ilustra a relação entre as divisões simpática e parassimpática do sistema nervoso autônomo e os órgãos inervados por elas.

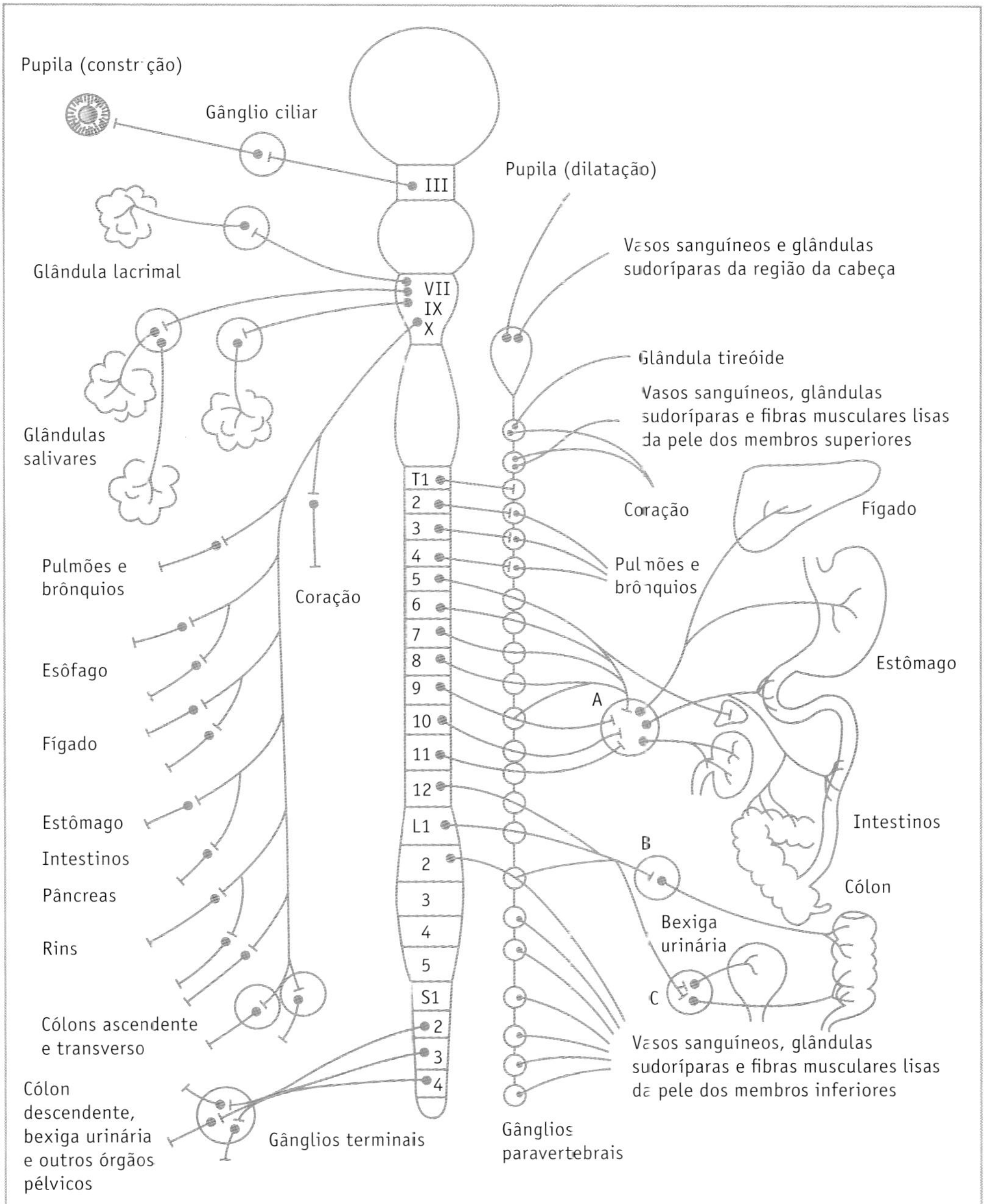

Figura 4-2 Diagrama dos fluxos parassimpático (à esquerda) e simpático (à direita) do sistema nervoso autônomo: A, B e C representam gânglios colaterais.

4.4 RECEPTORES DO SISTEMA NERVOSO SOMÁTICO

O sistema nervoso somático usa a acetilcolina como seu transmissor na região neuromuscular (ou placa motora). Os receptores são do subtipo N_m, como explicado no Parágrafo 4.7.2.

Um aspecto funcional muito importante da coordenação e do controle dos movimentos voluntários dos músculos esqueléticos, e da iniciação e finalização de tarefas motoras intricadas e complexas é o controle sobre elas que é propiciado pelo **sistema nervoso central** (SNC) (ver também Parágrafo 4.5). Três áreas ou sistemas estão envolvidos. Eles são: o córtex motor, o cerebelo e o sistema extrapiramidal, incluindo os núcleos da base. A dopamina e a acetilcolina desempenham um papel vital na regulação do tônus muscular e dos movimentos coordenados (ver Parágrafos 4.7 e 4.8).

4.5 RECEPTORES DO SISTEMA NERVOSO CENTRAL (SNC)

O SNC, composto pelo cérebro e pela medula espinhal, precisa realizar funções integrativas e coordenativas intricadas e muito importantes dentro do sistema nervoso. Essas funções são os complexos processos de receber impulsos nervosos aferentes da periferia, interpretá-los e convertê-los em impulsos nervosos eferentes apropriados e adequados que podem ser devolvidos à periferia. Áreas funcionais importantes, sistemas e centros dentro do SNC são particularmente necessários para se atingirem os objetivos das funções integrativa e coordenativa. Eles incluem o sistema límbico, o sistema reticular e os núcleos da base, os centros medulares do tronco cerebral (incluindo o centro emético, centro da tosse, centro respiratório e centro de controle vasomotor), o tálamo e o hipotálamo.

Uma variedade de receptores e sistemas de receptores está envolvida na transmissão do impulso dentro do SNC. Mas nem todos eles apresentam significância farmacêutica. Todavia, os mais importantes neurotransmissores do SNC são a acetilcolina, a noradrenalina, a dopamina, a serotonina (ou 5-HT), os peptídeos opióides e o GABA. A histamina, que também é um neurotransmissor do SNC, provavelmente tem uma importância menor dentro do SNC.

De uma maneira geral, um neurotransmissor é sintetizado dentro do neurônio que o libera e armazenado dentro de vesículas que são encontradas na extremidade terminal do axônio. Para se qualificar como um neurotransmissor, a substância deve ser liberada na sinapse depois de a célula nervosa receber um estímulo (na forma de um impulso elétrico) e deve contar com processos adequados a postos para inativá-la dentro da fenda sináptica.

Os receptores podem fazer uso do acoplamento da proteína G com mensageiros secundários (como cAMP, IP_3 e DAG) ou podem ser diretamente associados a canais de íons, onde alterarão o influxo de sódio, potássio, cálcio ou cloreto. Os receptores do primeiro tipo mencionado são conhecidos como receptores **metabotrópicos**, enquanto os do segundo tipo são conhecidos como receptores **ionotrópicos** quando se referem a receptores dos transmissores aminoácidos (p. ex.: glutamato, aspartato e GABA).

Neurotransmissores podem agir de uma ou mais dentre três diferentes maneiras:

- Eles podem provocar tanto respostas inibitórias quanto excitatórias nas membranas pós-sinápticas. A **excitação** implica a **despolarização** da membrana pós-sináptica, enquanto a **inibição** é a **hiperpolarização** da membrana.
- Eles podem agir como **neuromoduladores**, o que significa que apresentam a habilidade de modular (modificar ou ajustar) a capacidade de a membrana pós-sináptica responder a outros neurotransmissores.
- Eles podem agir como **co-transmissores**, o que significa que podem ser liberados de um bulbo terminal neuronal juntamente com outra substância neurotransmissora, para que um transmissor aumente os efeitos do outro.

Esses neurotransmissores e seus sistemas de receptores são descritos com mais detalhes nas seções que se seguem.

4.6 RECEPTORES ADRENÉRGICOS

Receptores adrenérgicos importantes e seus subtipos:

- Receptores α-adrenérgicos, com os subtipos α_1 e α_2.
- Receptores β-adrenérgicos, com os subtipos β_1, β_2 e β_3.

Neurotransmissores:

- A noradrenalina (NA) facilita o funcionamento normal do sistema nervoso simpático.
- A adrenalina (A) aumenta a resposta "lute-ou-fuja".

Dentro do sistema nervoso central (SNC):

- Os receptores α_1 e β_1 estão envolvidos no funcionamento excitatório do SNC.
- Os receptores α_2 e β_2 estão envolvidos no funcionamento inibitório do SNC.
- Algumas funções relevantes do SNC que são influenciadas por esses receptores adrenérgicos são o processamento do humor, o processamento da ansiedade e o processamento sensorial. As catecolaminas podem produzir medo, ansiedade, agressividade, irritabilidade e explosões emocionais.

A noradrenalina, a dopamina e a adrenalina são chamadas de **catecolaminas**. Elas constituem três produtos diferentes, derivados de três diferentes estágios do mesmo processo de conversão enzimática. A Figura 4-3A ilustra esse processo e elucida a relação entre a dopamina, a noradrenalina e a adrenalina.

A tirosina pode ser derivada da dieta ou pode ser sintetizada a partir do aminoácido essencial **fenilalanina**, que é encontrado no fígado. A **fenilalanina-hidroxilase** é a enzima que converte a fenilalanina em tirosina. Pessoas que sofrem de **fenilcetonúria** apresentam uma deficiência na fenilalanina hidroxilase.

A adrenalina, o neuro-hormônio do sistema nervoso simpático, é liberada para a corrente sanguínea a partir de células de secreção da medula adrenal. Essa medula deve ser vista como um gânglio simpático aumentado e especializado. Aproximadamente 10% das células medulares produzem e secretam a noradrenalina. Cerca de 80 a 90% dessas células contêm a enzima adicional **metiltransferase**, que converte a noradrenalina em adrenalina e, portanto, libera adrenalina em situações de estresse, como ansiedade, medo, dor, trauma físico ou uma violenta diminuição da temperatura ambiental. Ver a Figura 4-3B.

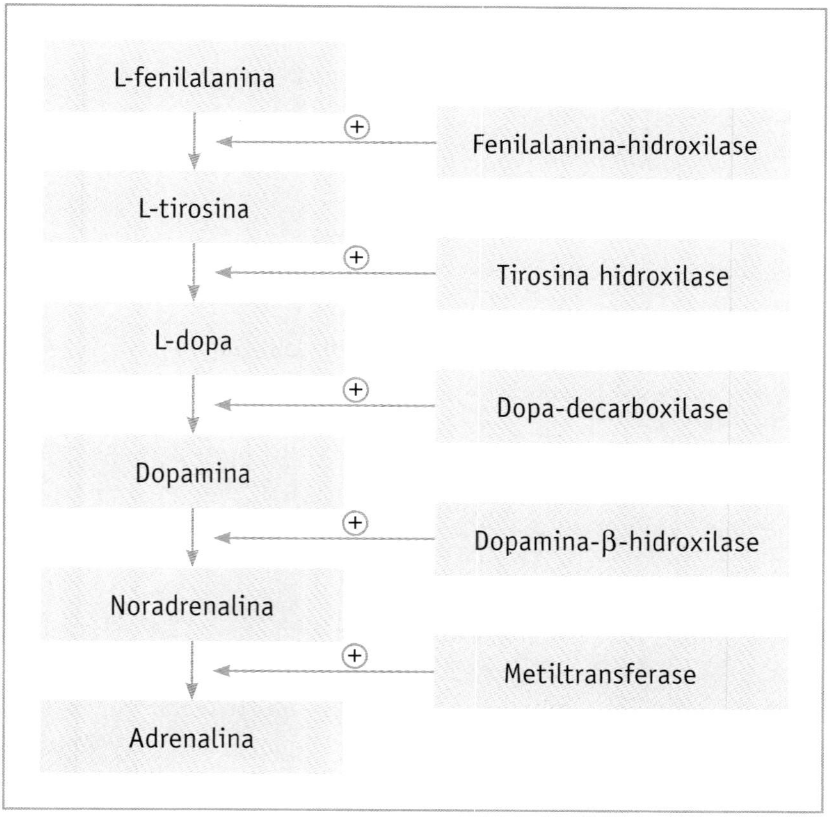

Figura 4-3A Síntese das catecolaminas

Quando as catecolaminas estão presentes em concentrações fisiológicas normais, pode-se esperar que a noradrenalina estimule os receptores α, que a adrenalina estimule os receptores β, e a dopamina estimule os **receptores D**. Essa seletividade, entretanto, diminui quando doses **suprafisiológicas** são administradas.

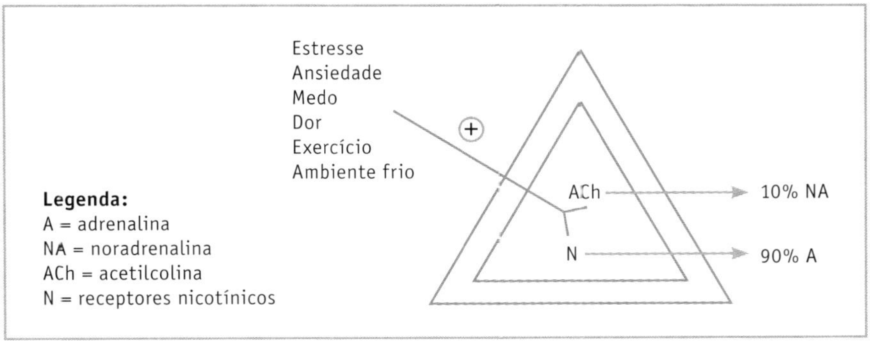

Figura 4-3B Liberação de hormônios a partir da medula adrenal

4.6.1 Os receptores α-adrenérgicos

Os receptores α_1:

- São receptores **pós-sinápticos**.
- Seus **mensageiros secundários** são IP_3 e DAG (ver Parágrafo 3.3).
- A estimulação desses receptores produz **contração da musculatura lisa**.
- Os receptores α_1 estão presentes:
  - Na musculatura lisa vascular da maioria das arteríolas e veias do organismo: a estimulação produz a **vasoconstrição** e o subseqüente aumento da pressão arterial.
  - No músculo radial (ou músculo dilatador das pupilas) dos olhos: a estimulação produz a **midríase** (dilatação da pupila). Ver Parágrafo 12.2.
  - No trígono (a área triangular entre as aberturas dos dois ureteres e a abertura da uretra na parte interna da bexiga urinária) e na saída da bexiga: nos homens, a estimulação faz que o trígono e a saída da bexiga se contraiam durante a ejaculação. Isso efetivamente impede que a ejaculação volte para a bexiga. As vesículas seminais e os vasos deferentes também contêm receptores α_1 que facilitam a contração durante a ejaculação. Isso propele o sêmen para a uretra prostática, de onde a emissão (ejeção) acontece. É importante notar que fibras nervosas parassimpáticas inervam os vasos sanguíneos da genitália externa, inclusive o pênis e o clitóris.
  - Nos esfíncteres de músculo liso do trato gastrointestinal: a estimulação produz a contração do músculo liso.

Os receptores α_2:

- Para todos os propósitos práticos, esses são receptores **pré-sinápticos** que são encontrados nos neurônios simpáticos, ainda que plaquetas sanguíneas e também alguns tecidos **pós-sinápticos** possuam receptores α_2.
- A estimulação desses receptores **diminui** o cAMP (ver Parágrafos 3.3 e 4.6.4).
- A estimulação de um receptor pré-sináptico produz a inibição da futura liberação de NA, por meio de um mecanismo de feedback "negativo", o que determina que esses neurônios apresentem um **mecanismo auto-regulatório**. O efeito resultante é uma **diminuição no fluxo simpático**.
- A estimulação em tecidos periféricos produz, entre outros efeitos, uma secreção diminuída de insulina, uma formação diminuída de humor aquoso nos olhos e a mediação da agregação das plaquetas.
- No sistema nervoso central (SNC), os receptores α_2 mediam alguns efeitos do SNC.

4.6.2 Os receptores β-adrenérgicos

Os receptores β_1:

- Esses são receptores **pós-sinápticos**.
- Seu **mensageiro secundário** é o cAMP (ver Parágrafos 3.3 e 4.6.4).
- Os receptores β_1 estão presentes:
  - No coração, tanto na câmara supraventricular (nódulo SA e nódulo AV) quanto na ventricular; a estimulação produz **efeitos cardíacos positivos** (isto é, a estimulação do coração). Esses efeitos são **cronotrópicos** positivos (a freqüência cardíaca aumenta), **inotrópicos** positivos (eles aumentam a força da contração do miocárdio, a contratilidade e a excitabilidade atrial e ventricular), **dromotrópicos** positivos (eles aumentam a despolarização e a descarga do nódulo SA e aumentam a velocidade, ou a freqüência, da condução AV) e **lusitrópicos** positivos (eles melhoram as funções de relaxamento do miocárdio e das câmaras cardíacas).
  - Nas células juxtaglomerulares dos vasos aferentes (nos rins): a estimulação aumenta a **secreção de renina**, com a subseqüente ativação do **SRAA** (o sistema renina-angiotensina-aldosterona).

Os receptores β_2:

- São receptores **pós-sinápticos**.
- Seu **mensageiro secundário** é o cAMP (ver Parágrafos 3.3 e 4.6.4).
- A estimulação desses receptores produz um **relaxamento da musculatura lisa**, glicogenólise, gliconeogênese e algum grau de contração de fibras musculares

esqueléticas que produz **tremores musculares** na presença de um fluxo simpático aumentado.

- Receptores β_2 importantes estão presentes:
  - Na musculatura lisa vascular dos vasos sanguíneos dos músculos esqueléticos: a estimulação produz a **vasodilatação**.
  - Na musculatura lisa bronquial: a estimulação produz **broncodilatação**.
  - No fundo do útero: a estimulação causa o **relaxamento do útero grávido** e pode ser utilizada na prevenção do parto prematuro.

Os receptores β_3:

- São receptores **pós-sinápticos**.
- Seu **mensageiro secundário** é o cAMP (ver Parágrafos 3.3 e 4.6.4).
- Receptores β_3 estão presentes no tecido adiposo, onde a estimulação leva à **lipólise** (hidrólise de triglicerídeos no tecido adiposo, que libera ácidos graxos na corrente sanguínea durante situações de estresse).

Tanto a noradrenalina quanto a adrenalina exibem os assim chamados efeitos calorigênicos no organismo, o que significa que elas aumentam a taxa metabólica do organismo, a necessidade de oxigênio e a produção de calor. As catecolaminas apresentam meias-vidas plasmáticas de menos de um minuto. Elas são degradadas, e suas ações terminadas, pelas enzimas monoaminoxidase (MAO) nas terminações nervosas adrenérgicas e catecol-O-metiltransferase (COMT) em vários tecidos, inclusive fígado, pulmões, rins e intestinos. Ver Parágrafo 4.6.3.

4.6.3 A noradrenalina como um exemplo de neurotransmissão

> A neurotransmissão através da fenda sináptica geralmente envolve *quatro eventos*: a liberação do neurotransmissor, a ligação ao receptor, a inativação e a reabsorção.

A Figura 4-4 ilustra os vários eventos envolvidos na liberação do neurotransmissor, na ligação ao receptor, na inativação e na reabsorção, usando a noradrenalina e um eferente do sistema nervoso autônomo como exemplo. Os princípios ilustrados nesse diagrama se aplicam à neurotransmissão em todo o organismo humano.

4.6.4 Acoplamento da proteína G e o papel da adenililciclase

Receptores que estão acoplados à proteína G, como os receptores α_2 e β, exercem seus efeitos intracelulares por meio de mensageiros secundários intracelulares,

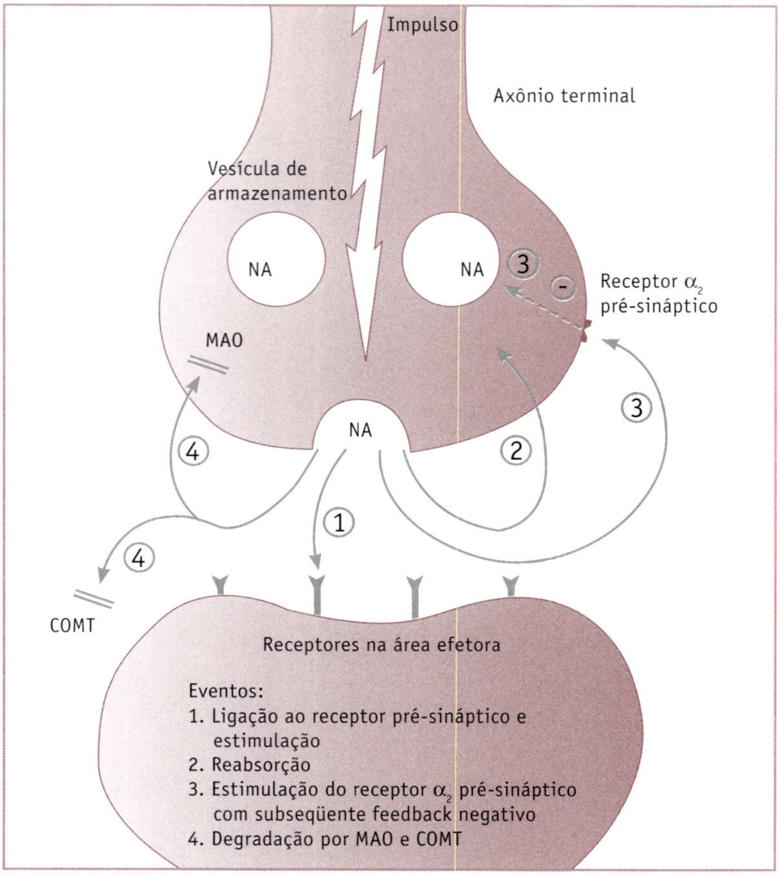

Figura 4-4 Liberação da noradrenalina para dentro da fenda sináptica

como foi explicado anteriormente. O mensageiro secundário cAMP tem particular importância no funcionamento dos receptores β-adrenérgicos e requer mais atenção. Ver Figura 4-5.

A enzima **adenilciclase** converte o ATP intracelular em cAMP. A adenilciclase, portanto, deve ser induzida por acoplamento de natureza "estimuladora" (ou G_s) da proteína G. A estimulação dos receptores α_2, por outro lado, produz um acoplamento G_i (ou "inibidor"). A **fosfodiesterase** (FDE) rapidamente termina a ação do cAMP, convertendo-o na forma inativa 5-AMP.

Como parte do processo mencionado acima, o cAMP se torna a chave das ações que acontecem dentro das células. O AMP cíclico influencia outras enzimas intracelulares a produzirem efeitos celulares únicos. As enzimas específicas que estão presentes dentro das células em questão determinam esses efeitos.

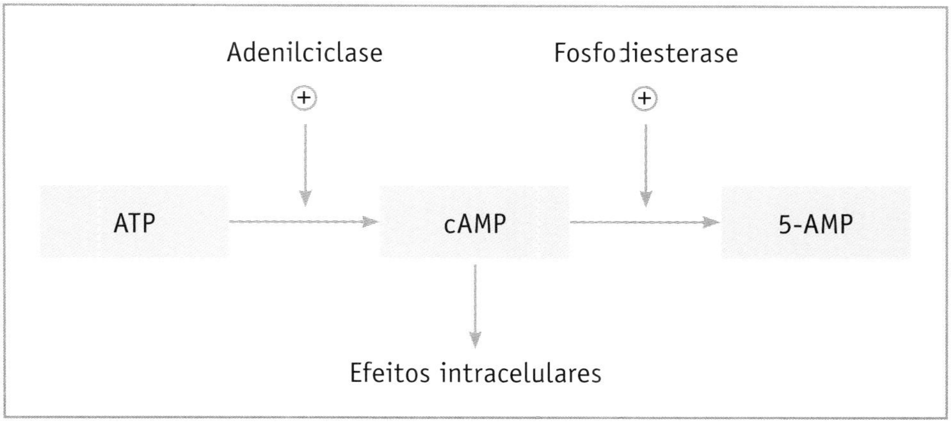

Figura 4-5 Adenilciclase, fosfodiesterase e cAMP

4.7 RECEPTORES COLINÉRGICOS (DA ACETILCOLINA)

Receptores importantes e seus subtipos:
- Receptores muscarínicos (M) da acetilcolina, com os subtipos M_1, M_2 e M_3.
- Receptores nicotínicos da acetilcolina, com os subtipos N_m e N_n.

Neurotransmissor:
- Acetilcolina (ACh).

Dentro do sistema nervoso central (SNC):
- Receptores M_1 e M_3 (e talvez também receptores M_5, que parecem ser similares aos receptores M_1 e M_3) estão envolvidos no funcionamento *excitatório* do SNC.
- Receptores M_2 (e talvez também os receptores M_4, similares) estão envolvidos no funcionamento *inibitório* do SNC.
- Os receptores nicotínicos no SNC estão envolvidos no funcionamento *excitatório* do SNC.
- Algumas funções relevantes do SNC que são influenciadas por esses receptores adrenérgicos são: coordenação motora, memória e processamento sensorial, aprendizagem, sono e o estado de consciência. A acetilcolina está presente em altas concentrações dentro do córtex cerebral, dos núcleos da base, do hipocampo e do tálamo. Ela se opõe à dopamina nos núcleos da base. A acetilcolina provoca a neuromodulação e aumenta a atividade cortical.

A acetilcolina é sintetizada a partir da colina e do acetato ativo (acetil CoA) em terminações nervosas. A enzima catalítica responsável por sua formação é conhecida como **colina-acetiltransferase**. Sua degradação, por outro lado, é alcançada por uma rápida hidrólise (em milissegundos). A acetilcolinesterase, nas fendas sinápticas, e a pseudo-acetilcolinesterase, no plasma sanguíneo, são duas das enzimas que quebram a acetilcolina. A colina é obtida da dieta, e a acetil CoA é derivada da ação mitocondrial.

4.7.1 Os receptores muscarínicos da acetilcolina

Os receptores M_1:

- São conhecidos como receptores "**neurais**".
- Seus **mensageiros secundários** são o IP_3 e o DAG (ver Parágrafo 3.3).
- Esses receptores são encontrados no SNC, em gânglios autônomos e em terminações nervosas pré-sinápticas. Os receptores pré-sinápticos têm uma função similar à dos receptores pré-sinápticos α_2, mas funcionam em termos de liberação de ACh.

Os receptores M_2:

- São conhecidos como receptores "**cardíacos**".
- A estimulação desses receptores **diminui** o nível de cAMP (ver Parágrafo 3.3).
- Esses receptores são encontrados no **tecido cardíaco supraventricular**, em particular no nódulo SA e no nódulo AV. A estimulação desses receptores causa uma taxa diminuída de condução AV e, subseqüentemente, também uma freqüência cardíaca mais baixa.

Os receptores M_3:

- São conhecidos como receptores "**de musculatura lisa/glandular**".
- Seus **mensageiros secundários** são o IP_3 e o DAG (ver Parágrafo 3.3).
- Esses receptores são encontrados na **musculatura lisa** e nas **glândulas exócrinas**. A estimulação desses receptores causa a contração da musculatura lisa e a estimulação das secreções de glândulas exócrinas (p. ex.: saliva, secreções bronquiais e transpiração).

4.7.2 Os receptores nicotínicos da acetilcolina

Os receptores N_m:

- São os receptores "**neuromusculares**" e, portanto, pertencem, na verdade, ao sistema nervoso somático.
- A estimulação desses receptores na placa motora produz a contração da musculatura esquelética.

Os receptores N_n:

- São conhecidos como receptores "**neuronais**".
- São encontrados nos gânglios autônomos. Sua estimulação causa, portanto, a excitação dos neurônios pós-ganglionares.

4.8 A DOPAMINA (D) E SEUS RECEPTORES

4.8.1 Os receptores D_1

- Esses receptores estão presentes na musculatura vascular lisa, particularmente naquela dos vasos coronários, renais, mesentéricos e intracerebrais.
- Seu **mensageiro secundário** é o cAMP (ver Parágrafo 3.3).
- Sua estimulação relaxa a musculatura vascular lisa, com subseqüente vasodilatação e um **suprimento sanguíneo aumentado** para órgãos como os rins, o cérebro e o miocárdio.

Receptores da dopamina importantes e seus subtipos:

- Receptores da dopamina do subtipo D_1.
- Receptores da dopamina do subtipo D_2.

Neurotransmissor:

- Dopamina (D).

Dentro do sistema nervoso central (SNC):

- Receptores D_1 ocorrem com receptores D_5, que são seus similares.
- Receptores D_2 ocorrem com receptores D_3 e D_4, que são seus similares.
- **Os receptores da dopamina no SNC estão envolvidos no funcionamento *inibitório* do SNC.**
- As seguintes áreas dentro do SNC, que são de particular importância farmacológica, contêm vários receptores D:
  - A zona de gatilho químico-emético: ver Parágrafo 12.1.
  - A via nigrostriatal do sistema extrapiramidal: esse sistema geralmente inibe o tônus da musculatura esquelética e facilita a coordenação motora. Ele ajuda a manter a marcha e a postura normais. Antagonistas competitivos desses receptores podem, portanto, provocar acatisia (inquietação motora e inabilidade para manter a postura quando sentado), distonia da musculatura esquelética (tônus muscular anormal, geral-

mente rigidez) e discinesia (dificuldade de realizar movimentos voluntários). A dopamina e a acetilcolina se opõem uma à outra para produzir um equilíbrio entre o tônus e o relaxamento muscular.

- A região mesolímbica: a região mesolímbica está envolvida nos estados de humor e motivação (inclusive reação a estímulos ambientais). Em um nível fisiopatológico, esses receptores também estão envolvidos em estados psicóticos (ver Capítulo 5).
- A via túbero-infundibular do hipotálamo: essa via transporta a dopamina para a hipófise anterior, onde ela inibe a liberação da prolactina, diminuindo, assim, a produção de leite materno. Por essa razão, a dopamina é às vezes chamada de "prolactostatina" (uma substância hipotalâmica que inibe a síntese e a liberação da prolactina a partir da hipófise anterior).

4.8.2 Os receptores D_2

- Esses receptores estão presentes nos sistemas nervosos simpático e central, e modulam a neurotransmissão nesses sistemas.
- A estimulação desses receptores **diminui** o nível de cAMP (ver Parágrafo 3.3).

4.9 A SEROTONINA (5-HIDROXITRIPTAMINA, 5-HT) E SEUS RECEPTORES

Receptores importantes e seus subtipos:

- Receptores da 5-hidroxitriptamina, com seus subtipos:
  - 5-HT_1, com uma distinção significativa entre os receptores 5-HT_{1A} e 5-HT_{1D} (também existem outros subtipos).
  - Receptores 5-HT_2 (é provável que existam subtipos).
  - Receptores 5-HT_3.
  - Receptores 5-HT_4.

Neurotransmissor:

- 5-hidroxitriptamina (5-HT).

Dentro do sistema nervoso central (SNC):

- Receptores 5-HT_{1A} e 5-HT_{1D} estão envolvidos no funcionamento inibitório do SNC.
- Receptores 5-HT_2, 5-HT_3 e 5-HT_4 estão envolvidos no funcionamento excitatório do SNC.
- Algumas funções relevantes do SNC que são influenciadas por esses receptores 5-HT são: apetite, o processamento das emoções, dor e respostas emocionais,

humor, sono e alucinações. Os receptores 5-HT são particularmente abundantes nos tratos neuronais que se projetam dos núcleos da rafe no tronco cerebral central. A serotonina é convertida em melatonina na glândula pineal.

A serotonina é sintetizada a partir do aminoácido essencial triptofano. As mais altas concentrações de serotonina no organismo são encontradas nas células enterocromafins do trato gastrointestinal. Ela também está presente em plaquetas e neurônios específicos do sistema nervoso central. Age como um vasoconstritor e exibe efeitos pró-agregatórios em plaquetas sanguíneas. A serotonina é parcialmente degradada pelo MAO; senão, há uma reabsorção da serotonina não modificada. Ela também age como um **autacóide** nos tecidos periféricos.

4.9.1 Os receptores 5-HT_1

- A estimulação desses receptores **diminui** o nível de cAMP (ver Parágrafo 3.3).
- Os receptores 5-HT_{1A} podem ser influenciados em **estados de ansiedade** e **de humor depressivo** (ver Capítulo 5).
- Os receptores 5-HT_{1D} podem ser influenciados no controle das **dores de cabeça do tipo enxaqueca** (ver Capítulo 5).
- A serotonina (ou 5-HT) é uma substância vasoativa, o que implica que a estimulação dos receptores 5-HT_{1D} resultará na **vasoconstrição**. Esses receptores 5-HT vasculares estão espalhados por todo o organismo.

4.9.2 Os receptores 5-HT_2

- Seus **mensageiros secundários** são o IP_3 e o DAG (ver Parágrafo 3.3).
- Seus receptores podem ser influenciados nas psicoses (alucinações e esquizofrenia). Ver Capítulo 5.

4.9.3 Os receptores 5-HT_3

- Esses receptores estão envolvidos na seleção por meio de ligantes nos canais de cátions (Na^+ e K^+).
- Centralmente, esses receptores são encontrados no núcleo do trato solitário e na zona de gatilho químico-emético, enquanto perifericamente são encontrados nas origens dos aferentes vagais. Estão, portanto, envolvidos em **náuseas e vômitos** (ver Parágrafo 12.1).

4.9.4 Os receptores 5-HT_4

- Seu **mensageiro secundário** é o cAMP (ver Parágrafo 3.3).

- Os receptores 5-HT_4 são receptores periféricos que estão envolvidos na regulação do tônus muscular e da **motilidade** gastrointestinal.

4.10 A HISTAMINA (H) E SEUS RECEPTORES

Receptores importantes e seus subtipos:

- Receptores da histamina (H), com seus subtipos:
  - Receptores H_1.
  - Receptores H_2.
  - Receptores H_3.

Neurotransmissor:

- Histamina (H).

Dentro do sistema nervoso central (SNC):

- A histamina age como um neurotransmissor *excitatório* dentro do SNC.
- Algumas funções relevantes do SNC que são influenciadas pelos receptores da histamina são: controle vasomotor, sono e regulação da temperatura.
- Todos os três subtipos de receptores estão presentes no SNC. Contudo, receptores H_3 ocupam principalmente posições pré-sinápticas.

A histamina é uma interessante e importante substância transmissora de sinais, já que atua tanto como neurotransmissor dentro do SNC quanto como um importante **autacóide** nos tecidos periféricos, uma característica que compartilha com o aminoácido **histidina**.

Perifericamente, a histamina é armazenada em uma forma ligada e inativa, dentro de vesículas (ou grânulos) dos **mastócitos** (em tecidos) e **basófilos** (na corrente sanguínea). Os mastócitos apresentam um padrão de distribuição dentro do organismo humano altamente previsível, já que servem para "proteger" sistemas de órgãos abertos. Esses sistemas de órgãos, sendo "abertos" ao ambiente externo, contêm essas células em abundância. São os tratos abertos do sistema respiratório e do sistema gastrointestinal.

A óbvia exposição da pele ao ambiente externo também explica a abundância de mastócitos encontrada nela, especialmente nas áreas que "enrubescem" rapidamente. A histamina também é secretada no fundo do estômago, onde sua função é interagir com os receptores H_2 e assim estimular a secreção de ácido gástrico pelas células parietais do estômago (ver Capítulo 9).

A histamina é um mediador particularmente importante do **processo inflamatório**. Esse processo, como uma entidade fisiopatológica, é ativado nas áreas de tecido periférico quando a **degranulação dos mastócitos** ocorre. Essa degranulação pode ser desencadeada das seguintes maneiras:

- Trauma físico das células do tecido em questão.
- Uma interação dos anticorpos IgE (imunoglobulina E) e antígenos IgE adequados (isto é, a formação de complexos antígeno-anticorpo) que causa **reações alérgicas** (liberação localizada de histamina) ou **anafilaxia** (liberação sistêmica de histamina).
- Exposição ao veneno de cobras ou vespas.
- Grandes moléculas, como as que são encontradas no soro de animais (soro eqüino), ou as moléculas consideravelmente grandes de bases de tinturas e alcalóides, como a **morfina**, e relaxantes da musculatura esquelética despolarizantes, como a *tubocurarina* e o *atracúrio.*

Nota: O fato de que certas moléculas de drogas e venenos podem causar a degranulação de mastócitos não implica necessariamente que tenha havido uma reação alérgica a uma das moléculas mencionadas.

4.10.1 Os receptores H_1

- Seus **mensageiros secundários** são o IP_3 e o DAG (ver Parágrafo 3.3).
- Estão envolvidos nas **reações alérgicas**. Alguns efeitos da estimulação dos receptores H_1 incluem: rinite alérgica, conjuntivite, urticária, prurido (a H estimula os neurônios sensores a produzir a coceira) e edema angioneurótico.
- A estimulação desses receptores também é responsável pela vasodilatação e a permeabilidade vascular (capilar) aumentada que acompanham as reações alérgicas e a inflamação. Eritemas e edemas, incluindo o potencialmente fatal edema "de glote" (edema de laringe), podem acontecer. A pressão sanguínea pode ser diminuída para um nível tal que o choque anafilático será desencadeado.
- A contração da musculatura lisa bronquial causa a broncoconstrição (com dispnéia e possível broncoespasmo). A contração da musculatura lisa gastrointestinal resulta em cólica, e as secreções das glândulas exócrinas são aumentadas pela estimulação dos receptores H_1.

4.10.2 Os receptores H_2

- Seu mensageiro secundário é o cAMP (ver Parágrafo 3.3).
- Esses receptores também estão envolvidos nas reações alérgicas, mas em um grau menor. Sua função primária é facilitar a secreção de ácido gástrico no estômago.
- Os receptores H_2 também estão presentes no coração. Quando são estimulados, aumentam a freqüência e a contratilidade cardíacas.

4.10.3 Os receptores H_3

- Os receptores H_3 ocupam principalmente as posições pré-sinápticas nos bulbos terminais dos axônios. A estimulação desses receptores resultará em uma liberação diminuída de vários neurotransmissores.

As reações alérgicas e a anafilaxia são discutidas com mais detalhes no Parágrafo 12.5.1.

4.11 OS PEPTÍDEOS OPIÓIDES E SEUS RECEPTORES (μ, δ, κ, σ)

Receptores importantes e seus subtipos

Receptores utilizados pelas endorfinas, dinorfinas e encefalinas, com seus subtipos:

- Receptores mi (μ) e delta (δ).
- Receptores kappa (κ).
- Receptores sigma (σ) (receptores α não são considerados receptores de peptídeos opióides no verdadeiro sentido da palavra, mas eles explicam muitos dos efeitos indesejáveis dessas drogas).

Neurotransmissores:

- Endorfinas, dinorfinas e encefalinas.

Dentro do sistema nervoso central (SNC):

- Os peptídeos opióides são neurotransmissores *inibitórios* dentro do SNC. Receptores opióides são encontrados no tálamo e no corno posterior da massa cinzenta da medula espinhal.
- Algumas funções relevantes do SNC que são influenciadas por esses receptores são: emoções e processamento dos estímulos de dor (os aspectos emocionais da percepção da dor), humor e estado de consciência. A estimulação desses receptores de peptídeos pode suprimir funções do tronco cerebral, tais como a tosse e a respiração.
- Todos os quatro subtipos dos receptores estão presentes no SNC.
- A estimulação destes receptores causa uma *diminuição* no nível de cAMP (ver Parágrafo 3.3).

4.11.1 Receptores mi (μ) e delta (δ)

Esses dois subtipos de receptores se parecem um com o outro em sua funcionalidade. Um grande problema com analgésicos opióides, contudo, é a tolerância (especialmente no controle da dor crônica e nos pacientes com doenças crônicas em geral). De acordo com Sommers (2000, p. 83), pacientes que desenvolvem tolerância a efeitos analgésicos de agonistas dos receptores mi podem ainda obter níveis satisfatórios de alívio da dor com a estimulação dos receptores delta.

Estes são os dois subtipos de receptores mi:

- **Receptores** μ_1: Esses receptores estão envolvidos nos efeitos analgésicos e eufóricos dos opióides, e são encontrados no SNC.
- **Receptores** μ_2: Esses receptores são encontrados no SNC, onde estão envolvidos na depressão respiratória causada pelos analgésicos opióides, e também perifericamente no trato GI, onde causam constipação. Os receptores delta também são importantes nos tecidos periféricos.

4.11.2 Efeitos da estimulação dos receptores de peptídeos opióides

A Tabela 4-1 expõe os efeitos que a estimulação dos receptores opióides apresenta no funcionamento do sistema nervoso. Ela destaca a utilidade e os efeitos colaterais esperados dos opióides analgésicos.

Tabela 4-1

	Receptores			
	mi	delta	kappa	sigma
Dor	Efeitos analgésicos fortes sobre o SNC (cérebro e medula espinhal)	Efeitos analgésicos periféricos	Efeitos analgésicos espinhais	
Humor e estado de consciência	Euforia		Sedação	Disforia (alucinações)
Respiração	Suprime o centro respiratório		Suprime o centro respiratório	Estimulação

Pressão sanguínea e pulso	Pode causar bradicardia			Aumenta a pressão sanguínea e o pulso
Trato gastrointestinal	Contração da musculatura lisa com paralisia espasmódica do intestino delgado, levando à constipação			

4.12 O ÁCIDO γ-AMINOBUTÍRICO (GABA) E SEUS RECEPTORES

Receptores importantes e seus subtipos:
- Receptores $GABA_A$.
- Receptores $GABA_B$.

Neurotransmissor:
- Ácido γ-aminobutírico (GABA).

Dentro do sistema nervoso central (SNC):
- O GABA é o mais importante neurotransmissor *inibitório* dentro do SNC. Ele é um transmissor particularmente importante no cerebelo e nos núcleos da base.
- Algumas funções relevantes do SNC que são influenciadas por esses receptores são: coordenação motora (controle dos movimentos) e controle sobre a excitabilidade dos neurônios.

O GABA é um aminoácido que é encontrado em concentrações muito altas no SNC. Sua síntese a partir do glutamato é catalisada pela **glutamato-descarboxilase**, que utiliza a vitamina B_6 como co-fator. (Isso explica por que a deficiência da vitamina B_6 resulta na hiperexcitabilidade do SNC e em convulsões.) O GABA é um transmissor importante no controle dos movimentos. Problemas do tipo coréia, como a doença de Huntington, são caracterizados por concentrações diminuídas de GABA e de glutamato-descarboxilase.

4.12.1 Os receptores $GABA_A$

- A estimulação desses receptores causa uma **diminuição** no nível de cAMP (ver Parágrafo 3.3).
- Os receptores $GABA_A$ são **ionotrópicos**.

4.12.2 Os receptores $GABA_B$

- Esses receptores são de natureza **metabotrópica**.
- Os receptores $GABA_B$ ocorrem na medula espinhal.

Nota: As benzodiazepinas (BZDs) possuem receptores BZD específicos. Esses receptores estão de fato acoplados aos receptores $GABA_A$ no sistema nervoso central. Quando ativados, potencializam a transmissão do GABA, abrindo canais de cloreto regulados por ligantes e, portanto, facilitando o influxo de íons cloreto, com a subseqüente hiperpolarização das membranas celulares dos neurônios.

4.13 INFLUÊNCIA SELETIVA E NÃO SELETIVA DE RECEPTORES

> Drogas podem agir como agonistas ou antagonistas competitivos *seletivos* ou *não seletivos*. Quanto mais seletiva a droga for, mais específico será o subtipo de receptor com o qual interagirá.

As drogas podem exibir seletividade por um sistema de receptores específico, um ou mais subtipos de receptor do sistema, ou até por uma função específica de um subtipo de receptor. Para apreciar totalmente o conceito de seletividade, devem-se estudar os três exemplos seguintes de drogas agindo sobre o sistema de receptores adrenérgico:

- A ***adrenalina*** é um agonista total tanto de receptores α como de β. Portanto, diz-se que ela é um agonista adrenérgico **não seletivo** (também conhecido como droga simpatomimética não seletiva – isto é, uma droga que **mimetiza** as ações do sistema nervoso simpático).
- A *isoprenalina (isoproterenol)*, uma catecolamina sintética, age como um agonista nos receptores β, mas não nos receptores α. Portanto, diz-se que é um **agonista adrenérgico β-seletivo**, mas é um **β-agonista não seletivo**, já que não faz distinção entre os subtipos de receptor β_1 e β_2 (mesmo que seja um agonista mais potente nos receptores β_2 do que nos β_1).

- A *dobutamina* é um **agonista seletivo de receptores** β_1 e demonstra até mesmo seletividade para os **efeitos inotrópicos positivos** das drogas simpatomiméticas.
- De maneira similar, os **bloqueadores de receptores** β (isto é, antagonistas competitivos nos receptores β) podem ser divididos em **β-bloqueadores não seletivos** (isto é, aqueles que agem como antagonistas competitivos tanto em receptores β_1 como em β_2) e **bloqueadores seletivos de receptores** β_1 (os assim chamados β-bloqueadores cárdio-seletivos).

Os exemplos acima são descritos com mais detalhes no Capítulo 6. Os **bloqueadores multipotentes de receptores** foram discutidos no Parágrafo 3.5.

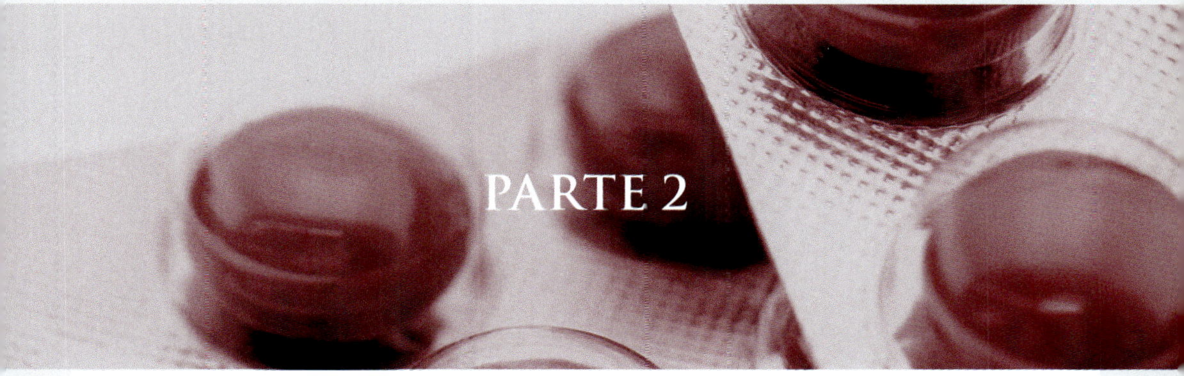

PARTE 2

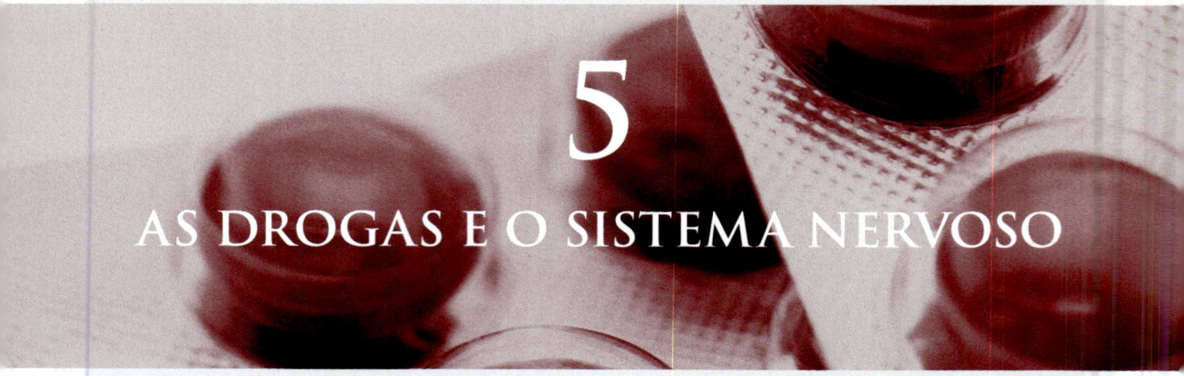

5
AS DROGAS E O SISTEMA NERVOSO

Revisão sugerida

Anatomia e fisiologia:

- Divisões central e periférica do sistema nervoso.
- Neurônios, impulsos nervosos e neurotransmissores.
- A barreira hematoencefálica, plexo coróide, ventrículos cerebrais, meninges e líquido cefalorraquidiano (LCR).
- O diencéfalo (tálamo, hipotálamo e epitálamo), sistema límbico, núcleos da base, formação reticular, sistema reticular e sistema nervoso autônomo.
- Estado de consciência, estado de vigília, sono, percepção, cognição, aprendizagem, memória, humor, comportamento e motivação comportamental.
- Sistema nervoso somático e vias motoras, e controle motor.

Patologia, fisiopatologia e neuropsicologia:

- Dor.
- Ansiedade, depressão e esquizofrenia.
- Doença de Parkinson.

Os neurotransmissores mais importantes e aspectos da própria neurotransmissão foram discutidos no Capítulo 4. O presente capítulo descreve como o funcionamento do sistema nervoso é influenciado por uma variedade de drogas que têm por objetivo controlar problemas como a dor visceral, convulsões, enxaqueca, distúrbios de humor, psicoses, etc.

5.1 A AÇÃO DAS DROGAS NO SISTEMA NERVOSO CENTRAL (SNC)

> As drogas podem ser usadas para aumentar ou suprimir (isto é, modular) as funções já existentes do SNC.

5.1.1 Analgésicos opióides

Os receptores dos peptídeos opióides (isto é, μ, δ, κ e σ) foram discutidos no capítulo anterior. Dois grupos importantes de drogas são utilizados no controle farmacoterapêutico da dor:

- **Os analgésicos opióides**: Todas essas drogas estão relacionadas à morfina em estrutura e ação. A **morfina** é, sem dúvida, o mais importante dos analgésicos opióides. Ela é um **alcalóide vegetal** que é extraído da papoula selvagem *Papaver somniferum*. Um segundo alcalóide, a **codeína**, é extraído da mesma planta. A **codeína** e a **morfina** são classificadas como **fenantrenos** (alcalóides opióides que agem como analgésicos narcóticos). As **benzoisoquinolinas** são alcalóides que não apresentam os efeitos típicos dos analgésicos narcóticos. A *papaverina* age como um antiespasmódico, e a *noscapina*, como um supressor da tosse. Os analgésicos opióides suprimem a neurotransmissão das sensações de dor por causa de sua ação primária sobre a medula espinhal e o cérebro. São as drogas de escolha no controle das dores severas e viscerais.

Analgésicos opióides

- Os analgésicos opióides podem agir como agonistas totais ou agonistas parciais (dualistas) nos receptores opióides (ver Parágrafo 4.11). A morfina é mais hidrossolúvel que a **codeína** e é um agonista de alta afinidade nos receptores μ, e um opióide muito potente. A **codeína** não é tão potente quanto a morfina (é um agonista de baixa afinidade). Os agonistas μ também causam contração da musculatura lisa e, portanto, produzem uma paralisia espástica no intestino delgado.
- A *petidina*, a *dipipanona** e a *fentanila* são exemplos de **agonistas totais**. Opióides **dualistas** com efeitos analgésicos, que agem nos receptores κ e σ, são a *pentazocina** e a *tilidina**. A *pentazocina* produz uma sensação de disfo-

---

Alcalóide vegetal: Os alcalóides vegetais são substâncias-base, de natureza orgânica, que são encontradas em, e extraídas de material vegetal. Os alcalóides geralmente exibem uma atividade fisiológica potente, e incluem os alcalóides opióides (morfina e codeína), os alcalóides colinérgicos (muscarina e pilocarpina), a reserpina (um alcalóide da Rauwolfia), os alcalóides do "ergot", a quinina, a cafeína, a nicotina e a cocaína.

ria e aumenta a pressão sanguínea e o pulso. A *tilidina* deve ser administrada oralmente, já que é uma pró-droga e somente seu metabólito é ativo farmacologicamente. A *buprenorfina* é um dualista de alta afinidade. O *tramadol* é um dualista μ de baixa afinidade que apresenta efeitos insignificantes sobre os outros receptores opióides.

- Existe um perigo real de que os agonistas totais dos receptores μ causem dependência; os dualistas geralmente não apresentam esse problema. A *petidina* é a droga de escolha em casos obstétricos, cólica de ureter e obstrução biliar. A *naloxona* é um antagonista competitivo nos receptores opióides, mas apresenta uma meia-vida mais curta que a da morfina, por exemplo. Ela pode ser usada no caso de uma superdosagem de morfina.

- **Os analgésicos não opióides**: Essas drogas, em contraste com os analgésicos opióides, agem dentro dos tecidos periféricos, onde facilitam a inibição da formação do impulso de dor. As prostaglandinas são importantes mediadores das sensações somáticas de dor, também chamadas de dor dérmica, subcutânea e musculoesquelética. Essas drogas são descritas em mais detalhes no Capítulo 7.

5.1.2 A ansiedade e as drogas ansiolíticas

A ansiedade está associada a um excesso nas concentrações de **serotonina** (5-HT) e **noradrenalina** nas sinapses centrais do cérebro. As drogas ansiolíticas, portanto, têm por objetivo **diminuir** essas concentrações de neurotransmissores. O GABA, sendo o neurotransmissor inibitório mais significativo no cérebro, constitui um excelente alvo de drogas no tratamento da ansiedade, já que a estimulação dos receptores GABA efetivamente suprime a liberação das substâncias transmissoras apropriadas.

Os sinergistas GABA

Benzodiazepinas:

- As benzodiazepinas (BZDs) aumentam a transmissão de GABA por meio de sua interação com receptores BZD exclusivos no cérebro. Ver Parágrafo 4.12.2.
- Essas drogas apresentam uma variedade de possíveis usos, incluindo as ações ansiolítica, sedativa, hipnótica, anticonvulsiva, anestésica e relaxante muscular. Essas ações, entretanto, são dose-dependentes e se relacionam com a porcentagem de receptores BZD que estão ocupados em determinado momento. O relaxamento muscular, por exemplo, requer uma ocupação de 100% dos

receptores, enquanto a ação ansiolítica dessas drogas requer uma ocupação de apenas 30% dos receptores.

- As BZDs são classificadas como sendo de ação longa, ação curta ou ação ultracurta, com base em suas meias-vidas plasmáticas:
  - **Ação longa**: Provavelmente a BZD mais conhecida, e que apresenta também, acidentalmente, a $t_{1/2}$ mais longa, é o *diazepam*. As BZDs de ação longa também apresentam metabólitos ativos. Outros exemplo de BZDs de longa ação são o *alprazolam*, o *clordiazepóxido* e o *flurazepam*. As longas meias-vidas plasmáticas podem produzir o assim chamado efeito "ressaca" (também conhecido como sedação residual). O nitrazepam tem ação longa, mas não apresenta um metabólito ativo.
  - **Ação curta**: Essas BZDs são particularmente úteis no controle da insônia. Elas não apresentam metabólitos ativos. Exemplos são o *temazepam, triazolam, oxazepam* e *lorazepam*.
  - **Ação ultracurta**: O *midazolam* apresenta uma meia-vida plasmática muito curta e funciona particularmente bem como um agente intravenoso para a indução da anestesia geral ou para sedação titulada por meio de infusão intravenosa contínua.
- O *flumazenil* é o antídoto das BZDs, mas tem uma meia-vida bastante curta, especialmente quando comparada às meias- vidas das BZDs de ação longa. O *flumazenil* é altamente efetivo no diagnóstico da superdosagem de BZD e é capaz de sustentar as funções vitais do paciente.
- A *tolerância* e a dependência da droga que se seguem ao uso continuado são efeitos adversos reais das benzodiazepinas. As BZDs também apresentam um efeito aditivo ao do álcool.

Outros sinergistas GABA:

- Essas drogas são mais apropriadamente usadas no controle da insônia, e não como ansiolíticos.
- A *zopiclona* é uma ciclopirrolona e o *zolpidem* é uma *imidazopiridina*.

Dualistas de receptores 5-HT_{1A}

- As azapironas, como, por exemplo, a *buspirona*, são drogas ansiolíticas altamente seletivas e não causam sedação ou relaxamento da musculatura esquelética.

- A *buspirona* apresenta a vantagem de não ser aditiva ao álcool e não causar dependência. Contudo, o início de sua ação é consideravelmente lento, e a *buspirona* não pode ser combinada com uma benzodiazepina.

Outras drogas

- A *hidroxizina* é um tipo mais antigo de anti-histamínico, com boas propriedades sedativas. É notoriamente dolorosa na forma de injeção intramuscular.
- As manifestações somáticas da ansiedade, como tremores da musculatura esquelética e palpitações, podem ser controladas com um β-bloqueador.

5.1.3 A depressão e os antidepressivos

A depressão, em contraste direto com a ansiedade, está associada com uma **deficiência** nas concentrações de **serotonina** (5-HT) e **noradrenalina** nas sinapses centrais do cérebro. O objetivo da terapia antidepressiva é, portanto, **aumentar** as concentrações desses neurotransmissores nesses locais. Existem vários mecanismos que podem ser utilizados para alcançar esse objetivo. Infelizmente, o humor do paciente deprimido só começará a melhorar depois de cerca de dez a quatorze dias de tratamento com a droga. Em casos severos, associados a ameaças claras de automutilação, a terapia eletroconvulsiva (ECT) deve ser considerada.

Os antidepressivos tricíclicos (ADTs)

- Essas drogas são bloqueadores multipotentes (ver Parágrafo 3.5). Sua estrutura exclusiva em anel permite que inibam eficientemente a reabsorção tanto da noradrenalina quanto da serotonina a partir de suas sinapses e de volta para os axônios terminais de seus neurônios pré-sinápticos. Além disso, sua estrutura molecular também permite que ajam como bloqueadores dos receptores muscarínicos, o que explica seus efeitos colaterais anticolinérgicos.
- Os efeitos colaterais anticolinérgicos limitam seu uso, porque são contra-indicados aos pacientes que sofrem de glaucoma e hiperplasia benigna da próstata (HPB). Os efeitos da *imipramina* no esfíncter de músculo liso da base da bexiga tornam-na especialmente útil no controle da enurese em crianças.
- De maneira geral, os ADTs inibem muito melhor a reabsorção da NA do que a reabsorção da 5-HT. A *clomipramina*, contudo, exibe uma boa inibição da reabsorção de ambos os neurotransmissores.

- Muitos dos ADTs são bastante sedativos e podem fazer com que os padrões de sono voltem ao normal, tornando assim desnecessária a adição de um regime de tratamento com sedativos. Exemplos incluem a *amitriptilina* e a *trimipramina*.
- Porque os ADTs são bloqueadores multipotentes, eles também agem como antagonistas nos receptores α_1. Na superdosagem, isso causa uma severa diminuição da pressão sanguínea arterial. Uma superdosagem também pode provocar arritmias cardíacas com risco de morte ou até fatais, incluindo a fibrilação ventricular.
- Os efeitos colaterais anticolinérgicos dos ADTs também os tornam inadequados para uso em pacientes cardíacos, como aqueles que sofrem de doença cardíaca isquêmica, infarto do miocárdio e insuficiência cardíaca. Seus efeitos antagonistas nos receptores muscarínicos cardíacos deixarão o fluxo simpático sem oposição, com subseqüente taquicardia e aumento da carga de trabalho cardíaco e da demanda de oxigênio no miocárdio.

Os inibidores seletivos da reabsorção da serotonina (SSRIs)

- Graças ao fato de que essas drogas inibem seletivamente a reabsorção da serotonina (5-HT), elas não apresentam nenhum dos efeitos colaterais ou contra-indicações dos ADTs.
- Os SSRIs também são efetivos como parte do controle do transtorno obsessivo-compulsivo.
- Os SSRIs podem causar uma supressão significativa do apetite e uma perda de peso significativa, mas não estão registrados para uso em programas de redução de peso. Suor excessivo, sedação e disfunções sexuais são efeitos colaterais desagradáveis que podem acontecer.
- Exemplos de SSRIs incluem a ***fluoxetina***, a *paroxetina* e o *citalopram*.

Os inibidores da monoaminoxidase (IMAO)

- A inibição da enzima monoaminoxidase (MAO) nos axônios terminais inibirá efetivamente a quebra enzimática da noradrenalina e também a da serotonina. As excessivas quantidades desses neurotransmissores que são encontradas nos neurônios se difundem para as fendas sinápticas para produzir um efeito antidepressivo.

- Os IMAO mais antigos, como a *tranilcipromina*, não diferenciam as duas isozimas, MAO-A e MAO-B, e também inibem a enzima irreversivelmente (formando ligações covalentes).
- A *moclobemida* é um **inibidor reversível da MAO-A** (isto é, um assim chamado "RIMA"). Essa isozima tem uma preferência pela serotonina, mas também quebrará a noradrenalina.
- Os IMAO são conhecidos por suas interações com alimentos e com algumas outras drogas. A *moclobemida* apresenta uma interação menos significativa que a da *tranilcipromina* com alimentos que contêm tiramina.

Outras drogas antidepressivas

- A *mianserina* é um bloqueador dos receptores α_2 pré-sinápticos, que inibe assim o mecanismo de feedback negativo que geralmente faz cessar a liberação de NA na fenda sináptica.
- A *reboxetina* é um inibidor seletivo da reabsorção da noradrenalina (mas não é um bloqueador multipotente).
- A *venlafaxina* inibe a reabsorção tanto da NA quanto da 5-HT, sem ser um bloqueador multipotente.

Aplicação clínica

- Os ADTs são antidepressivos **cardiotóxicos**. Em casos de depressão importante, com um risco significativo de suicídio, o paciente deve receber apenas uma quantidade de comprimidos ou cápsulas suficiente para uma semana, no início do tratamento. Essas drogas apresentam índices terapêuticos muito estreitos e são extremamente perigosas em superdosagem.
- A combinação de ansiedade e depressão (isto é, "depressão ansiosa") é pouco compreendida ou explicada em termos de substâncias neurotransmissoras, mas responde a um antidepressivo adequado em combinação com uma BZD.
- Pacientes que tomam IMAO, especialmente os inibidores não seletivos da monoaminoxidase mais antigos, devem ser alertados sobre a possibilidade de crise hipertensiva, que pode ocorrer quando um alimento contendo tiramina é ingerido (porque a MAO geralmente quebra a tiramina no trato intestinal; a tiramina é uma substância simpatomimética de ação indireta).

5.1.4 Drogas usadas no controle da doença de Parkinson

A doença de Parkinson é caracterizada por uma diminuição na concentração de dopamina dentro dos núcleos extrapiramidais que controlam a movimentação normal da musculatura esquelética. A acetilcolina, o outro transmissor importante encontrado no sistema extrapiramidal, mostra, então, um relativo aumento, o que implica que uma quebra do equilíbrio normal entre a dopamina e a acetilcolina aconteça. Esse desequilíbrio produz a rigidez característica da musculatura esquelética, tremores musculares rítmicos, postura inclinada, expressão facial típica como uma máscara e outros sinais dessa condição neurológica debilitante.

O tratamento com drogas pode ser direcionado ao controle do déficit de dopamina, do excesso relativo de acetilcolina e dos tremores musculares. A própria dopamina é incapaz de atravessar a barreira hematoencefálica. A L-dopa, um precursor da dopamina, é capaz de atravessar a barreira hematoencefálica por meio de um mecanismo de transporte ativo. Isso implica uma saturação da captação de L-dopa pelo SNC.

A L-dopa (levodopa) é convertida em dopamina pela enzima dopa-decarboxilase (ver Figura 4-3A). Como essa enzima é encontrada tanto perifericamente quanto centralmente, a L-dopa é combinada com um inibidor da dopa-decarboxilase para evitar a decarboxilação periférica. A *carbidopa* e a *benserazida* são exemplos dessa combinação de drogas. Esses inibidores de enzimas não atravessam a barreira hematoencefálica. Pacientes que tomam essas drogas não podem também receber qualquer suplemento de vitamina B_6, já que essa vitamina age como uma co-enzima para a dopa-decarboxilase.

A *bromocriptina*, a *pergolida* e o *pramipexol* são agonistas dos receptores da dopamina (agonistas parciais ou totais). A *selegilina* inibe a isozima MAO-B para efetivamente evitar a quebra enzimática da dopamina. Porque a MAO-A é responsável pela quebra da tiramina, esse inibidor reversível da MAO-B não interage com alimentos contendo tiramina. A *tolcapona* inibe a enzima COMT (ver Parágrafo 4.6.3) e, portanto, também protege a dopamina.

Uma adição interessante ao arranjo de drogas utilizado no controle da doença de Parkinson é a droga antiviral *amantadina*, que melhora a conformação do receptor D, permitindo que o neurotransmissor atinja um melhor encaixe em seu receptor. Ela também pode facilitar a liberação da dopamina a partir de seus terminais nervosos.

Os anti-histamínicos do tipo mais antigo, como a ***orfenadrina*** e o *biperideno*, com efeitos bloqueadores multipotentes (isto é, incluindo efeitos antimuscarínicos), podem ser usados para controlar problemas clínicos causados pelo aumento relativo da acetilcolina. Os tremores da musculatura esquelética podem ser controlados por meio do uso de bloqueadores não seletivos de receptores β.

O parkinsonismo também pode ser **induzido por drogas** nos casos em que os antagonistas competitivos dos receptores D nos núcleos extrapiramidais são administrados. As drogas antimuscarínicas mencionadas podem suavizar alguns dos assim chamados efeitos colaterais extrapiramidais (de certas drogas psicotrópicas).

5.1.5 Drogas antiesquizofrenia

A esquizofrenia pode ser vista como um problema no qual os receptores D da região mesolímbica, e muito provavelmente também os receptores 5-HT_2, são extremamente sensíveis à estimulação de seus respectivos neurotransmissores, fazendo com que o problema seja relacionado com o excesso relativo de dopamina e serotonina nessa região do cérebro.

A região mesolímbica precisa manter um equilíbrio normal, a meio caminho entre processos de pensamentos irracionais, medos, ilusões e alucinações por um lado, desapego emocional e uma falta de interesse pelo ambiente por outro lado. Na esquizofrenia e em outros distúrbios psicóticos, o objetivo de um regime de tratamento com drogas psicotrópicas (ou neurolépticas) seria o de restaurar a estabilidade da região mesolímbica do cérebro.

A ***clorpromazina***, a *trifluoperazina* e a *flufenazina* são **fenotiazinas**, um grupo de drogas diversas com propriedades bloqueadoras multipotentes e uma variedade de usos, incluindo as ações anti-histamínica, antiemética e antiesquizofrênica. As fenotiazinas agem como antagonistas D na região mesolímbica. O ***haloperidol***, uma butirofenona, e o flupentixol, um tioxanteno, também agem como antagonistas D. Bloqueadores dos receptores 5-HT_2 (isto é, os assim chamados neurolépticos atípicos), como a *risperidona* e a *clozapina*, também agem como agentes antipsicóticos. Os antagonistas dos receptores D possuem a habilidade de produzir o parkinsonismo induzido por drogas (ver Parágrafo 5.1.4).

5.1.6 A terapia medicamentosa antiepiléptica

Convulsões podem ser causadas por problemas clínicos como lesões na cabeça, pirexia, hipoglicemia e a retirada de drogas ou álcool. A epilepsia, por outro lado, é caracterizada pela presença de uma lesão epileptogênica em algum lugar do cérebro.

A atividade convulsiva pode ser categorizada como parcial ou generalizada. Drogas que são capazes de inibir as descargas neuronais anormais podem inibir o influxo de sódio para suprimir o potencial de ação neuronal (***fenitoína*** e ***carbamazepina***), fortalecer a ação do GABA e a subseqüente abertura dos canais de cloro (as BZDs, barbitúricos, ***valproato de sódio*** e *vigabatrina*) ou inibir os canais de cloro (***etossuximida***).

Convulsões tônico-clônicas generalizadas podem ser controladas com ***valproato de sódio***. A ***carbamazepina*** é particularmente útil no controle da epilepsia psicomotora e a ***etossuximida*** é usada no tratamento da epilepsia pequeno mal. A ***fenitoína*** é uma droga de segunda linha com um índice terapêutico estreito e segue a cinética de ordem zero. O ***diazepam*** é a droga de escolha no controle do estado de mal epiléptico.

5.1.7 Anestesia geral

Um estado de anestesia geral pode ser alcançado por meio do uso de uma variedade de drogas, administradas sistemicamente, que apresentam um forte efeito inibitório no sistema nervoso central. Esses agentes podem ser tanto injetados por via intravenosa quanto administrados como inalantes líquidos voláteis ou gases anestésicos. Agentes de indução são usados para causar um estado de anestesia geral e os inalantes são normalmente utilizados na manutenção da anestesia, ainda que infusões intravenosas contínuas possam ser usadas. Da mesma forma, um inalante também pode ser usado como um agente de indução.

Anestésicos inalantes

- O *óxido nitroso* (N_2O) combinado com o oxigênio produz uma rápida indução e uma rápida recuperação. Ele é seguro o suficiente para ser usado como analgésico durante procedimentos obstétricos e dentais.
- O *halotano*, que é potencialmente tóxico ao fígado, é muito potente e causa vasodilatação, pressão sanguínea diminuída e também arritmias cardíacas.
- O *enflurano*, o *isoflurano* e o *sevoflurano* são exemplos dos éteres fluorados. O *sevoflurano* apresenta um excelente perfil de droga e se tornou muito popular na prática cirúrgica. Também pode ser usado como uma droga indutora.

Anestésicos intravenosos

- Esses agentes são geralmente adequados somente na indução da anestesia e não produzem, na verdade, níveis suficientes de relaxamento da musculatura esquelética ou de alívio de dor para torná-los efetivos para tal uso durante procedimentos cirúrgicos.
- Os agentes anestésicos intravenosos são divididos em dois grandes grupos: os barbitúricos e os não barbitúricos.

Barbitúricos:

- O *tiopental sódico* tem ação ultracurta e é altamente lipossolúvel. Ainda que o paciente se recupere dentro de poucos minutos, a redistribuição da droga (ver Parágrafo 2.4) causa um *"efeito ressaca"* prolongado.
- Os barbitúricos são absolutamente contra-indicados na porfiria.

Não barbitúricos:

- A *ketamina* ou *cetamina* é uma potente droga alucinógena, também pode ser administrada por via intramuscular e faz com que os pacientes se desconectem de sua dor.
- O *midazolam* é uma BZD e é altamente adequado para a sedação em casos de trauma e terapia intensiva, assim como para a indução da anestesia geral. Outra BZD, o *diazepam*, também pode ser usada, é mais lipossolúvel e apresenta um metabólito ativo. O *midazolam* é, portanto, mais apropriado para uso em cirurgias de pequeno porte.
- O *etomidato* deve ser reservado para pacientes com asma ou doença cardiovascular e insuficiência cardíaca. Ele também reduz a pressão intracraniana sem reduzir a pressão de perfusão cerebral. Entretanto, é contra-indicado na porfiria.
- O *propofol* é uma droga de escolha para indução; ele tem uma meia-vida curta, pode sustentar a anestesia por meio de infusão intravenosa, é altamente adequado para cirurgias de pequeno porte, produz uma recuperação tranqüila do estado de anestesia e pode ser usado em pacientes com porfiria.
- Os agonistas opióides que são usados como agentes de anestesia geral são todos agonistas totais nos receptores μ. Eles são as drogas de escolha na cirurgia cardíaca. Exemplos são a *fentanila*, a *sufentanila* e o *remifentanil*.

Aplicação clínica

Observações gerais:

- O *óxido nitroso* pode causar uma hipóxia de difusão e, portanto, necessita da administração de oxigênio adicional no período pós-operatório.
- Pacientes que receberam a *ketamina* ou *cetamina* devem ser protegidos contra estímulos sensoriais desnecessários, já que essa droga é um potente agente alucinógeno.

Efeitos específicos:

- O *halotano* e o *isoflurano* diminuem a pressão sanguínea, relaxam a musculatura lisa bronquial, vascular e uterina, e suprimem o funcionamento cardíaco.

- A *ketamina* ou *cetamina* aumenta a pressão sanguínea por meio da estimulação do sistema nervoso simpático.
- Todos os agentes anestésicos suprimem a função respiratória, e o *halotano* pode ser hepatotóxico.

Os relaxantes da musculatura esquelética que são usados em conjunto com os agentes anestésicos gerais são discutidos no Parágrafo 5.2.5.

5.2 DROGAS QUE AGEM SOBRE O SISTEMA NERVOSO PERIFÉRICO

As drogas podem ser usadas para mimetizar ou inibir as ações do sistema nervoso periférico, ou seja, o sistema nervoso somático, simpático ou parassimpático.

5.2.1 Simpaticomiméticos

As drogas que mimetizam a ação do sistema nervoso simpático podem ser divididas em duas categorias amplas, os simpaticomiméticos de ação direta e de ação indireta:

- **Simpaticomiméticos de ação direta**: A *noradrenalina* age como um agonista tanto em receptores α como β, mas estimula os primeiros mais do que os segundos. A ***adrenalina*** estimula os receptores α e β mais do que a *noradrenalina*. Em doses menores de ***adrenalina***, a estimulação dos receptores α dominará, causando somente o aumento da pressão sanguínea sistólica (e ampliação da pressão de pulso). A *isoprenalina* é um agonista não seletivo dos receptores β. A *dopamina*, na forma de droga, produz a estimulação dos receptores adrenérgicos que pode ser considerada dose-dependente. A *dobutamina* é um agonista seletivo dos receptores β_1, com efeitos inotrópicos positivos seletivos.

  A *etilefrina* é predominantemente um agonista de receptores α com efeito positivo na pressão sanguínea graças ao aumento do retorno venoso, do volume sistólico e do débito cardíaco. A *fenilefrina* é um agonista dos receptores α_1.
- **Simpaticomiméticos de ação indireta**: Estes agentes causam a liberação de NA dos terminais nervosos. A taquifilaxia pode se desenvolver rapidamente com estas drogas, porque os depósitos de NA se esgotarão. A *efedrina* é um bom exemplo de uma droga que pode causar a taquifilaxia. A *mianserina* é um antagonista dos receptores α_2 que pode ser usado no tratamento da depressão. Os IMAO e os inibidores de COMT também são simpaticomiméticos de ação indireta.

Aplicação clínica

- A *noradrenalina* causa o aumento tanto da pressão sistólica quanto da diastólica, por causa da estimulação dos receptores α-adrenérgicos. A pressão sanguínea aumentada resulta numa bradicardia reflexa. A ***adrenalina***, em doses maiores, terá um efeito similar sobre a pressão sanguínea.
- A *dopamina*, em doses pequenas, estimulará os receptores D periféricos a produzir a vasodilatação dos vasos sanguíneos intracerebrais, mesentéricos, coronários e renais, e uma perfusão renal aumentada. O aumento da dose adicionará a esse quadro efeitos cardíacos, graças à estimulação dos receptores β. Um novo aumento da dose acionará a estimulação dos receptores α_1, que finalmente anularão a vasodilatação renal graças a uma vasoconstrição sistêmica.

5.2.2 Simpaticolíticos

Os efeitos do sistema nervoso simpático podem ser terminados com os bloqueadores dos receptores α-adrenérgicos ou com os bloqueadores dos receptores β-adrenérgicos

- **Bloqueadores dos receptores α-adrenérgicos**: Os antagonistas α não seletivos bloqueiam tanto os receptores α_1 quanto α_2. A *fenoxibenzamina* é um α-bloqueador irreversível e não seletivo; a *fentolamina* é um α-bloqueador reversível e não seletivo. Os bloqueadores seletivos de α_1, como a *prazosina* e a *terazosina*, são efetivos no tratamento da hipertensão e da hiperplasia benigna da próstata. Um agonista dos receptores α_2, como a *metildopa* ou a *clonidina*, pode também ser usado no tratamento da hipertensão.
- **Bloqueadores dos receptores β-adrenérgicos**: Esse é um grupo importante de drogas simpaticolíticas, que são classificadas com base na **farmacodinâmica** como sendo β-bloqueadores seletivos ou não seletivos. Com base na **farmacocinética**, são classificadas como sendo lipossolúveis ou hidrossolúveis. Os β-bloqueadores apresentam uma ampla variedade de usos, variando da hipertensão, angina e falência cardíaca ao controle de manifestações periféricas da ansiedade e à profilaxia dos ataques de enxaqueca.
    - Os β-bloqueadores não seletivos agem como antagonistas competitivos tanto nos receptores β_1 quanto β_2. O *propranolol* é lipossolúvel e capaz de penetrar na barreira hematoencefálica. O *sotalol* é hidrossolúvel.
    - Os β-bloqueadores seletivos agem como antagonistas competitivos somente nos receptores β_1 e são, portanto, chamados de β-bloqueadores **cárdio-seletivos**. O *metoprolol* e o *bisoprolol* são lipossolúveis, e o ***atenolol*** é hidrossolúvel.

- O *esmolol* é um β-bloqueador cárdio-seletivo hidrossolúvel de ação ultra-curta. O *carvedilol* é um β-bloqueador não seletivo com a vantagem adicional de apresentar um efeito vasodilatador direto na musculatura lisa vascular e também uma baixa afinidade por receptores α_1. O *labetalol* é um β-bloqueador não seletivo, com efeitos adicionais de bloqueio dos receptores α_1, o que o torna altamente adequado para o controle de emergência de crises hipertensivas.
- Um bloqueador seletivo de receptores β_2 não teria nenhum valor em aplicações clínicas. As contra-indicações para a terapia com β-bloqueadores incluem a asma, a doença pulmonar obstrutiva crônica (DPOC), *diabetes mellitus* dependente de insulina e doença vascular periférica.

5.2.3 Parassimpaticomiméticos

Os parassimpaticomiméticos também podem ser divididos em agentes de ação direta e de ação indireta:

- **Parassimpaticomiméticos de ação direta**: O *carbacol* e o *betanecol* são ésteres de colina. A ***pilocarpina*** é um alcalóide colinérgico. O *betanecol* pode ser usado no controle de órgãos viscerais atônicos. Essas drogas produzem efeitos muscarínicos altamente seletivos.
- **Parassimpaticomiméticos de ação indireta**: Essas drogas inibem a enzima colinesterase, aumentando assim a concentração de acetilcolina nas sinapses parassimpáticas. A *fisostigmina* consegue atravessar a barreira hematoencefálica, enquanto a *neostigmina* e a *piridostigmina* não conseguem.

5.2.4 Parassimpaticolíticos

Essas drogas podem ser divididas em agentes antimuscarínicos e antinicotínicos:

- **As drogas antimuscarínicas**: A atropina atravessa a barreira hematoencefálica, causa o espessamento de todas as secreções (com exceção do leite materno) e, portanto, não deve ser usada no tratamento da asma brônquica (ver Capítulo 8). As drogas antimuscarínicas que não atravessam a barreira hematoencefálica incluem a *propantelina*, que pode ser usada para reduzir uma atividade indesejável da bexiga urinária. O ***brometo de ipratrópio*** pode ser usado na asma brônquica, já que não causa o espessamento das secreções bronquiais. A *N-butil-hioscina* também pode ser usada no controle da cólica intestinal.
- **Drogas antinicotínicas**: Essas drogas podem ser divididas em dois grupos, os bloqueadores de gânglios e os relaxantes da musculatura esquelética de ação periférica (que são usados em conjunto com os agentes anestésicos cirúrgicos):

- **Os bloqueadores de gânglios**: Essas drogas são capazes de bloquear os receptores nicotínicos tanto dos gânglios simpáticos quanto dos parassimpáticos (ver Figura 4-1). Eles subseqüentemente reduzem o fluxo de ambas as subdivisões do sistema nervoso autônomo. Isso produz uma substancial diminuição da pressão sanguínea arterial, combinada com efeitos indesejáveis semelhantes aos da atropina. Isso limita seu uso a cenários intra-operatórios, nos quais uma hipotensão controlada pode ser necessária ou nos quais uma crise hipertensiva necessita de controle de emergência durante um procedimento cirúrgico. O *trimetafano** é o bloqueador de gânglios de escolha.
- **Os relaxantes da musculatura esquelética de ação periférica**: Essas drogas agem nos receptores nicotínicos da placa motora e, portanto, são discutidas no próximo parágrafo.

5.2.5 Os relaxantes do sistema nervoso somático e da musculatura esquelética

O sistema nervoso somático utiliza a ACh como seu neurotransmissor nas placas motoras (ver Parágrafo 4.4). O bloqueio desses receptores impedirá, então, o potencial de ação necessário para produzir uma contração da musculatura esquelética. Drogas que agem como antagonistas competitivos nesses receptores são também chamadas de relaxantes da musculatura esquelética não despolarizantes. Um relaxante da musculatura esquelética despolarizante, o *suxametônio*, também existe:

- **Suxametônio**: Essa droga apresenta uma atividade intrínseca de valor um e é estruturalmente composta de duas moléculas de ACh. A ACh é geralmente quebrada pela colinesterase (CE) em milissegundos. A droga, contudo, é quebrada pela esterase plasmática (pseudocolinesterase). Esse processo pode levar alguns minutos. Portanto, a placa motora continuará em um estado de despolarização parcial, porque não consegue se repolarizar. Isso explica as fasciculações musculares (isto é, grupos de fibras musculares que se contraem e estremecem involuntariamente) que precedem o relaxamento. Os efeitos do suxametônio não podem ser anulados com outra droga porque um agonista já está ocupando o receptor, e seu antagonista competitivo correspondente seria também um relaxante da musculatura esquelética. Uma insuficiência genética da pseudocolinesterase produz, portanto, um relaxamento muscular prolongado (que pode durar algumas horas) e requer ventilação mecânica até que os efeitos da droga tenham desaparecido.
- **Os relaxantes da musculatura esquelética não despolarizantes**: Essas drogas apresentam atividade intrínseca igual a zero. Seus efeitos podem ser anulados com um agonista, ainda que a ACh não seja viável como droga. Os inibidores

da colinesterase são, portanto, usados. A *neostigmina* é a droga de escolha, já que não atravessa a barreira hematoencefálica (os relaxantes musculares também não). A *neostigmina*, entretanto, é não seletiva e também aumenta as concentrações da ACh nos sítios dos receptores muscarínicos parassimpáticos. Isso produz efeitos adversos que requerem o bloqueio dos receptores muscarínicos com o *glicopirrolato* (uma droga antimuscarínica que também não atravessa a barreira hematoencefálica). A atropina é uma alternativa mais barata que o *glicopirrolato*, mas atravessa a barreira. Exemplos de relaxantes da musculatura esquelética não despolarizantes são o *vecurônio*, o *alcurônio** e o *brometo de rocurônio*.

Os relaxantes musculares esqueléticos auxiliam o processo de intubação endotraqueal; eles podem ser utilizados para prevenir o espasmo da laringe durante a intubação e para manter o relaxamento muscular durante certos procedimentos cirúrgicos. O relaxamento da musculatura respiratória requer ventilação mecânica.

5.2.6 Os agentes anestésicos locais

Essas drogas, quando são injetadas, produzem uma perda de sensibilidade localizada e reversível. Elas produzem esse efeito pelo bloqueio dos canais do íon sódio, impedindo assim o influxo de sódio para dentro das células nervosas. A despolarização, portanto, não pode acontecer e a sensibilidade é subseqüentemente suspensa. Essas drogas se ionizam nos neurônios periféricos e são ineficazes na vizinhança ácida de abscessos.

A ***lidocaína***, a *ametocaína** e o *EMLA* são muito efetivos como anestésicos de superfície. Para infiltração de tecidos, a anestesia epidural e espinhal, a ***lidocaína***, a *bupivacaína* e a *ropivacaína* podem ser usadas, por exemplo.

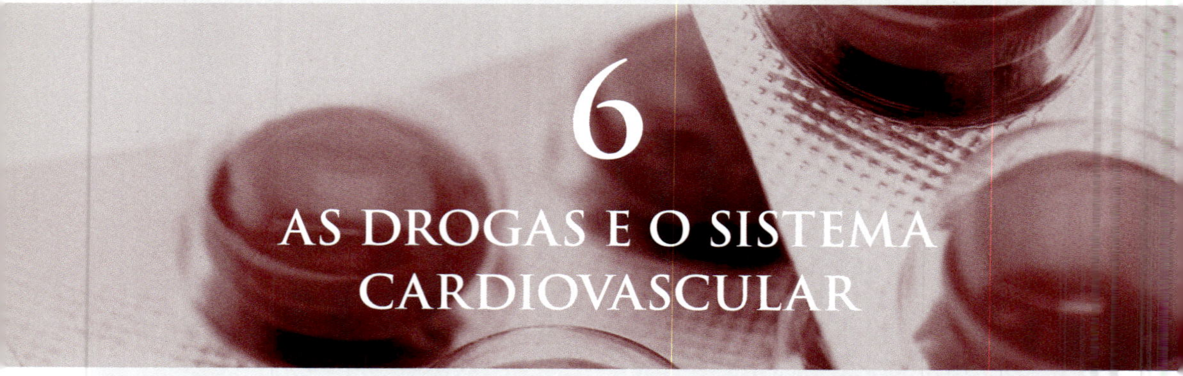

6

AS DROGAS E O SISTEMA CARDIOVASCULAR

Revisão sugerida

Anatomia e fisiologia:

- Fisiologia cardíaca básica, o ciclo cardíaco e a atividade elétrica do coração.
- O eletrocardiograma (ECG), freqüência e ritmo cardíacos.
- A carga de trabalho cardíaca (pré-carga e pós-carga, incluindo a pressão de fim de diástole do ventrículo esquerdo, ou PDFVE).
- O mecanismo de bombeamento ventricular, volume sistólico e débito cardíaco (incluindo a fração de ejeção do ventrículo esquerdo, a pressão arterial pulmonar, PAP ou P_{pa}, e a pressão de cunha da artéria pulmonar, PAWP ou P_{pw}).
- Controle neuro-humoral sobre o funcionamento cardíaco (efeitos dos sistemas nervosos simpático e parassimpático, o sistema renina-angiotensina-aldosterona, ou SRAA, e outros mecanismos).
- Pressão sanguínea arterial e perfusão de órgãos.
- Coagulação sanguínea.

Patologia e fisiopatologia:

- *Angina pectoris* e infarto agudo do miocárdio.
- Insuficiência cardíaca (IC).
- Arritmias cardíacas.
- Hipertensão essencial e secundária.

Note-se que o tratamento com drogas da hipertensão essencial é discutido no Capítulo 12.

6.1 DROGAS QUE AUMENTAM A FORÇA DA CONTRAÇÃO DO MIOCÁRDIO

Para que a contratilidade do miocárdio seja aumentada (isto é, para que um efeito inotrópico positivo seja produzido), a concentração de íon cálcio intracelular precisa aumentar. Nos miócitos cardíacos, o Ca^{2+} se liga à troponina T (o "fator de relaxamento" cardíaco) e, portanto, permite que a musculatura cardíaca se contraia.

Drogas que causam um aumento no nível de íons cálcio intracelulares

- Os glicosídeos cardíacos, como a *digoxina*, competem com o K^+ por seus sítios de ligação na bomba Na^+-K^+-ATPase. Isso causa um acúmulo de íons cálcio intracelulares. Os íons sódio subseqüentemente facilitam o movimento intracelular dos íons cálcio por meio do mecanismo de troca sódio–cálcio.
- A *digoxina* também causa um tônus aumentado do nervo vago, com subseqüentes efeitos cronotrópicos negativos. Ela tem um efeito dromotrópico negativo direto (isto é, suprime o nódulo SA e também a velocidade de condução através do nódulo AV).
- Os agonistas dos *receptores* β, como a *dobutamina*, facilitam um aumento do cAMP intracelular (ver Figura 4-5). Isso também faz com que a concentração intracelular do íon cálcio seja aumentada.
- Os inibidores da fosfodiesterase (também ver Figura 4-5), como a *teofilina*, também facilitam um aumento do cAMP e, subseqüentemente, dos íons cálcio intracelulares.

O aumento da força das contrações do miocárdio pode ser um benefício em episódios de insuficiência cardíaca aguda em que a perfusão do órgão-alvo está criticamente inadequada. Entretanto, isso também aumentará a demanda de oxigênio cardíaca e a carga de trabalho do miocárdio.

6.2 DROGAS QUE REDUZEM A CARGA DE TRABALHO CARDÍACA

A redução da carga de trabalho cardíaca também diminui a demanda de oxigênio do miocárdio. A carga de trabalho pode ser reduzida por meio da dilatação das veias que constituem a pré-carga cardíaca, as artérias que constituem a pós-carga ou ambas. Contudo, a facilitação da vasodilatação arterial provocará apenas uma taquicardia reflexa, graças ao fato de que os barorreceptores interpretarão a queda da pressão sanguínea arterial como uma hipovolemia. Isso seria contraproducente quando comparado aos objetivos do esquema de tratamento.

6.3 O CONTROLE DA *ANGINA PECTORIS* POR MEIO DE DROGAS

Uma crise de *angina pectoris* geralmente é provocada por uma situação que causa um aumento na demanda de oxigênio do miocárdio na presença de uma oclusão da artéria coronária (o que implica que a circulação sanguínea coronária seja incapaz de suprir a demanda aumentada). A subseqüente dor no peito é causada pela resultante isquemia do miocárdio. O tratamento deve, de forma ideal, ter como objetivo a redução da carga de trabalho cardíaca (isto é, a redução da pré-carga do pulso e da pressão sanguínea arterial) e a prevenção de futuras oclusões dos vasos sanguíneos afetados (por exemplo, por meio da diminuição dos níveis séricos de colesterol ou da prevenção da adesão de plaquetas, que pode causar a formação de um trombo coronário).

Drogas que reduzem a pré-carga cardíaca

- **Os diuréticos** (ver também Capítulo 10): A *hidroclorotiazida* é adequada para o tratamento da insuficiência cardíaca crônica, já que seus efeitos diuréticos não são muito potentes. A *furosemida* é um poderoso diurético de alça que se presta ao controle da insuficiência cardíaca aguda, enquanto a espironolactona antagoniza a aldosterona e seus efeitos nos túbulos contornados do néfron. A espironolactona é, portanto, vista como um diurético poupador de potássio.
- **Os dilatadores venosos**: A *morfina* e o *trinitrato de glicerila* reduzem a pré-carga cardíaca por meio da dilatação venosa direta.

Drogas que reduzem a pós-carga cardíaca

- A *hidralazina* dilata o leito vascular arterial, mas produz taquicardia reflexa. Isso a torna inadequada para uso no tratamento da insuficiência cardíaca.
- O *nitroprussiato de sódio* também dilata o leito vascular arterial, mas não produz taquicardia reflexa.

Drogas que antagonizam a resposta neuro-humoral

- Por meio da inibição da enzima de conversão da angiotensina (ECA), os assim chamados inibidores da ECA, como o *enalapril* e o *perindopril*, antagonizam o SRAA (ver Parágrafo 12.3). Isso efetivamente elimina os efeitos vasopressores da angiotensina II e também a retenção de sódio e água causada pela aldosterona.

- Além disso, os inibidores da ECA dilatam tanto o leito vascular arterial quanto o venoso. Isso efetivamente também evita a taquicardia reflexa.

Drogas usadas no controle da *angina pectoris*

- **Os nitratos orgânicos**: O ***trinitrato de glicerila*** e a *isosorbida* são nitratos orgânicos amplamente usados. Essas drogas utilizam o cGMP (guanosina monofosfato cíclico) como um mensageiro secundário para facilitar a dilatação dos vasos venosos de capacitância. Isso diminui a pré-carga cardíaca e a PDFVE (para aumentar a perfusão do miocárdio durante a diástole ventricular).

  Infelizmente, eles também causam uma vasodilatação arteriolar, provocando uma taquicardia reflexa. Os nitratos orgânicos são, portanto, geralmente combinados com β-bloqueadores cárdio-seletivos.
- **Os bloqueadores de canais de cálcio**: Esse importante grupo de drogas cardíacas, ao qual pertencem o *verapamil*, o *diltiazem* e a ***nifedipina***, pode ser dividido em dois grupos:
  - O **"grupo verapamil"**: São vasodilatadores arteriais, porque bloqueiam o influxo de íons cálcio para dentro das células da musculatura lisa das paredes das artérias, mas não causam taquicardia reflexa. A razão disso é que eles suprimem a velocidade da condução AV (a condução através do nódulo AV proximal é dependente de cálcio). O *verapamil* e o *diltiazem*, portanto, nunca devem ser combinados com β-bloqueadores, pois a combinação pode provocar um bloqueio de condução.
  - O **"grupo nifedipina"**: A nifedipina também age como um vasodilatador arterial, mas não apresenta nenhum efeito cardíaco direto. Produzirá, portanto, uma taquicardia reflexa. Por essa razão, pode ser combinada com um β-bloqueador.

Além de uma combinação das drogas acima mencionadas, a aspirina em baixas dosagens (por ex.: 150mg em dias alternados) prevenirá a adesão de plaquetas.

6.4 DROGAS QUE REDUZEM OS NÍVEIS SÉRICOS DE COLESTEROL

Pacientes com um histórico de doença da artéria coronária, que tenham sofrido um infarto do miocárdio (IM) ou que apresentem hipercolesterolemia familiar, requererão uma redução em seus níveis séricos de colesterol total. O nível de colesterol LDL, em particular, deve ser reduzido, enquanto o nível de colesterol HDL deve ser preferencialmente aumentado.

6.5 AS DROGAS ANTIARRÍTMICAS

Uma discussão em profundidade sobre as drogas antiarrítmicas não entra no objetivo deste livro. É, portanto, recomendável que um texto mais especializado seja consultado para a obtenção de informações detalhadas.

Drogas que podem ser usadas para reduzir os níveis séricos de colesterol

- **As resinas de ligação de ácidos biliares**: A *colestiramina* não é absorvida a partir do trato intestinal, onde facilita a excreção de ácidos da bile. Essa droga apresenta muitos efeitos colaterais.
- **Os derivados do ácido nicotínico**: O *acipimox** reduz os níveis de ácidos graxos livres na corrente sanguínea por meio da inibição da lipólise.
- **As "estatinas"**: As drogas nesse grupo, que incluem exemplos como a *sinvastatina*, a *lovastatina* e a *pravastatina*, bloqueiam o passo final da síntese do colesterol por meio da inibição da enzima HMG-CoA-redutase. Elas efetivamente diminuem o nível sérico de colesterol total e o nível de LDL, e também aumentam o nível de HDL.
- **Os fibratos**: Essas drogas diminuem os níveis de LDL e também os níveis de triglicerídeos na corrente sanguínea. Exemplos são o *gemfibrozil* e o *fenofibrato*.
- **Probucol**: Essa droga é efetiva no tratamento da forma homozigótica da hipercolesterolemia familiar, e é um antioxidante poderoso. O *probucol*, entretanto, infelizmente diminui os níveis tanto do LDL quanto do HDL.

A *quinidina*, a *procainamida* e o *potássio* podem ser usados no tratamento das arritmias atriais e ventriculares. A *lidocaína* e a *fenitoína* são adequadas apenas ao tratamento das arritmias ventriculares, o *verapamil* e o *diltiazem* são apenas adequados ao tratamento das arritmias atriais, e a *amiodarona* pode ser usada no controle das arritmias ventriculares e atriais, e também no tratamento da síndrome de Wolff-Parkinson-White (WPW).

6.6 DROGAS ANTICOAGULANTES, DROGAS ANTIPLAQUETÁRIAS E AGENTES FIBRINOLÍTICOS

Quando se considera o problema da formação de trombos vasculares, uma distinção clara deve ser feita entre os trombos arteriais e venosos. A patogênese na base da coagulopatia difere no sentido de que os trombos arteriais são primariamente mediados por plaquetas e se formam em lesões intra-arteriais (como as placas ateroscleróticas), enquanto os trombos venosos são coágulos de fibrina causados por uma estase venosa.

6.6.1 As drogas anticoagulantes e antiplaquetárias

As duas drogas que são usadas para prevenir a formação de trombos venosos são a *heparina* (incluindo as mais novas formas da heparina com baixo peso molecular, como a *enoxaparina*) e a *varfarina*. A Tabela 6-1 expõe as diferenças mais importantes entre a *heparina* e a *varfarina*. A ***aspirina*** em doses baixas pode ser usada para prevenir a adesão de plaquetas e, portanto, também a formação de trombos arteriais.

Tabela 6-1

	Heparina	Varfarina
Via de administração	Parenteral	Oral
Biotransformação	Hepática	Hepática
Cinética de eliminação	De ordem zero	De primeira ordem
Início de ação e $t_{1/2}$	Imediato; $t_{1/2}$ de aproximadamente meia hora	Aproximadamente 3 dias; $t_{1/2}$ de 44 horas
Barreira placentária	Não atravessa a barreira placentária	Atravessa a barreira placentária; contraindicada durante o primeiro trimestre e a partir da 36.ª semana de gestação
Antídoto	Sulfato de protamina	Vitamina K e plasma fresco congelado (FFP)

6.6.2 Agentes fibrinolíticos

Esses agentes, também conhecidos como drogas trombolíticas, agem como ativadores plasminogênicos. Eles "dissolvem" ou lisam os coágulos sanguíneos, e podem ser divididos em agentes **não seletivos**, que lisarão qualquer coágulo no organismo (por exemplo, a *estreptoquinase* e a *uroquinase*), e os seletivos, que têm uma maior afinidade por coágulos recém-formados (p. ex.: *t-PA* e *APSAC*).

6.7 APLICAÇÃO CLÍNICA DAS DROGAS CARDIOVASCULARES

Os seguintes princípios gerais se aplicam ao monitoramento e ao cuidado de pacientes que estejam recebendo drogas cardiovasculares:

Aplicação clínica

Drogas inotrópicas positivas e substâncias vasopressoras (constritoras arteriais):

- Obtenha leituras dos dados vitais iniciais e monitore, de preferência continuamente, durante a administração das drogas.
- Observe as mudanças do paciente quanto a:
  - Freqüência e ritmo cardíaco.
  - Pressão sanguínea arterial.
  - Débito cardíaco.
  - Resistência vascular sistêmica.
  - Resistência vascular pulmonar.
- A maioria das ações e efeitos dessas drogas é dose-dependente.
- Assegure um bom estado de hidratação antes de tentar qualquer mudança de dose ou antes de iniciar o tratamento com essas drogas. Assegure também níveis ótimos de eletrólitos, especialmente os níveis séricos de potássio, cálcio, magnésio e fosfato.
- Essas drogas devem ser sempre administradas com a ajuda de uma bomba de infusão, e uma cuidadosa titulação das doses deve ser realizada, de acordo com a resposta clínica do paciente. O cálculo da dose ideal de acordo com o peso corporal do paciente deve ser a norma.
- No caso de glicosídeos cardíacos, a freqüência cardíaca do paciente deve ser monitorada para a detecção de sinais de bradicardia, e o ECG deve ser monitorado para a detecção de sinais de um intervalo PR prolongado e de bloqueio cardíaco de segundo e terceiro graus. A digoxina apresenta um índice terapêutico muito estreito. Isso requer um monitoramento cuidadoso para a detecção de toxicidade tanto cardíaca quanto não cardíaca. Esses sinais incluem náusea, vômito, dor de cabeça, tonteira, desorientação, perturbações visuais, delírio, alucinações visuais, convulsões, bradicardia, bloqueio cardíaco completo e perturbações gastrointestinais.

Vasodilatadores e antagonistas neuro-humorais:

- Um monitoramento cuidadoso dos dados vitais é necessário, combinado com comparações entre os novos dados e os dados iniciais do paciente.
- Identifique quais são as leituras de pressão sanguínea que devem ser atingidas e use uma titulação cuidadosa das doses, de acordo com a resposta clín-

ca do paciente. A administração com uma bomba de infusão é preferível.

- Observe o paciente quanto a uma possível ativação de mecanismos compensatórios em resposta à diminuição de sua pressão sanguínea arterial (p. ex., taquicardia reflexa e ativação do SRAA, com uma subseqüente diminuição da produção de urina e formação de edema, causado pela retenção de sódio e água). Um nível reduzido de consciência pode indicar pressões inadequadas de perfusão cerebral.
- No caso dos inibidores da ECA, o aparecimento de uma tosse persistente e não produtiva é um assim chamado "efeito de classe" e pede a descontinuação da droga. A classe inteira das drogas (isto é, todos os inibidores da ECA) deve, então, ser evitada. Ver também o Parágrafo 12.3.

Drogas antiarrítmicas:

- Um ECG inicial deve ser obtido antes do início do tratamento com drogas.
- Um bom estado de hidratação, eletrólitos e ácido-base deve ser alcançado e mantido.
- Monitore a duração do intervalo QT corrigido (QTc).
- A *lidocaína*, em superdosagem, causa convulsões.
- A *amiodarona* deve ser diluída em uma solução de dextrose em água a 5%, já que é incompatível com a solução salina. Não deve ser usada em pacientes com porfiria.
- A *adenosina* e a *atropina* devem ser consideradas as duas únicas drogas a serem administradas por injeção intravenosa rápida fora de uma ressuscitação cardíaca completa.

Anticoagulantes:

- Controle e monitore o perfil de coagulação (TP, TTP, INR e TC) do paciente antes e durante a administração de terapia anticoagulante. Lembre-se de que níveis terapêuticos para os parâmetros acima mencionados serão aplicados durante o tratamento e serão diferentes de suas variações normais.
- Monitore o paciente para a detecção de sinais de sangramento espontâneo, incluindo hematúria microscópica e macroscópica, sangramento de gengivas, de nariz, etc.

7

CORTICOSTERÓIDES E AS DROGAS ANTIINFLAMATÓRIAS NÃO ESTERÓIDES (AINEs)

Revisão sugerida

Anatomia e fisiologia:

- Estrutura e funcionamento do sistema endócrino.
- O controle do funcionamento das glândulas endócrinas, o hipotálamo, a glândula pituitária (hipófise) e mecanismos de *feedback* negativo.
- ACTH, as glândulas adrenais e os hormônios do córtex adrenal.

Patologia e fisiopatologia:

- O dano celular e os processos inflamatórios.
- A dor somática.

7.1 PANORAMA FISIOLÓGICO

Os hormônios do córtex adrenal são coletivamente conhecidos como os **adrenocorticosteróides**. Esse importante grupo de hormônios esteróides pode ser dividido em três subcategorias: os **glicocorticosteróides**, que influenciam vários processos metabólicos no organismo, sendo o cortisol (hidrocortisona) o mais importante deles; os **mineralocorticosteróides**, que causam uma retenção de sódio e água no túbulo contornado distal do néfron, sendo a aldosterona o mais significativo deles; e os **androgênios adrenais**. Os glicocorticosteróides, em particular, são importantes hormônios de estresse e, quando administrados em doses suprafisiológicas, exibem também efeitos antiinflamatórios, antialérgicos e anti-reumáticos terapeuticamente úteis.

Uma importante cascata fisiológica produz a síndrome clínica da inflamação. Enzimas catalisam a formação de certos **autacóides** que mediam o processo inflamatório. Essa cascata de eventos enzimáticos e catalíticos é chamada de **cascata do ácido araquidônico**; seu nome vem do ácido araquidônico, seu substrato-chave. Dois importantes grupos de drogas, os **glicocorticosteróides** e as **drogas antiinflamatórias não esteróides (AINEs)**, têm a habilidade de inibir a atividade de duas das enzimas catalíticas da cascata. A cascata e seus catalisadores, e os inibidores enzimáticos que agem sobre eles são representados e explicados esquematicamente na Figura 7-1.

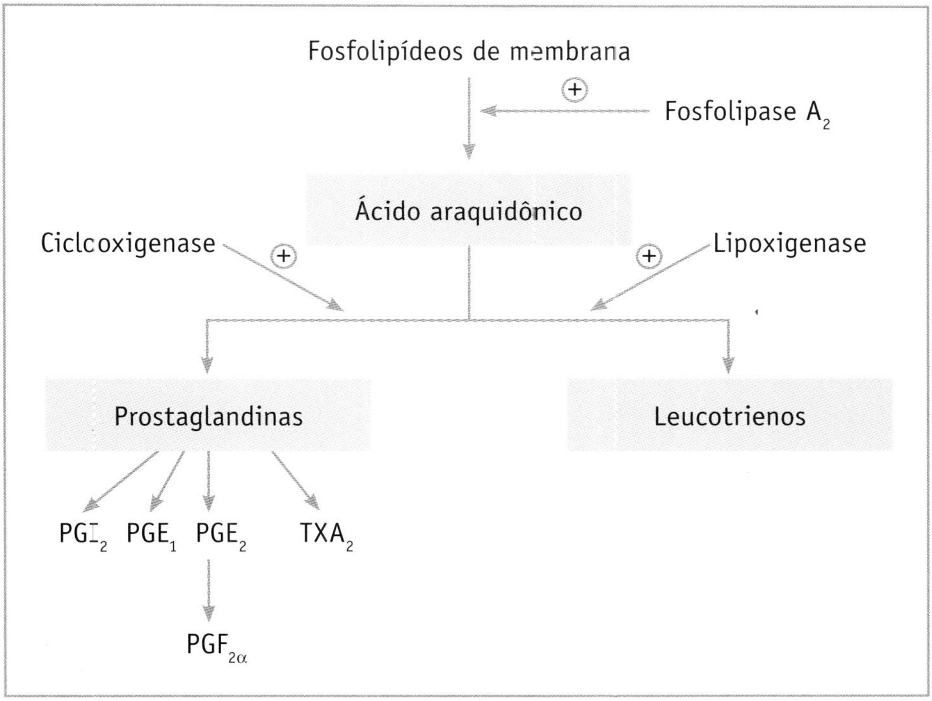

Figura 7-1 A cascata do ácido araquidônico

Como ilustrado, a cascata do ácido araquidônico desempenha um papel vital, não apenas mediando o processo inflamatório, mas também na produção de certos **eicosanóides** (autacóides que são metabólitos, ou derivados, do ácido araquidônico) que não participam do processo inflamatório. Os endoperóxidos cíclicos de prostaglandinas, os mais importantes eicosanóides em questão, também apresentam funções normais de "manutenção da casa" no organismo humano. É, portanto, necessário considerar as funções de alguns desses eicosanóides:

- **As prostaglandinas estáveis**: A prostaglandina-sintetase converte os endoperóxidos cíclicos de prostaglandinas em prostaglandinas estáveis com ações diversas, incluindo as prostaglandinas E_1, E_2 e $F_{2\alpha}$ (PGE_1, PGE_2 e $PGF_{2\alpha}$):

- A **PGE$_1$** é responsável pela manutenção fisiológica da estrutura de órgãos-chave como a mucosa gastrointestinal, onde age como um inibidor da secreção de ácido gástrico (ver COX-1). A PGE$_1$ também relaxa a musculatura lisa vascular.
- A **PGE$_2$** e a **PGF$_{2\alpha}$** são mediadores do processo inflamatório. Também sensibilizam os receptores periféricos de dor e causam uma **contração seletiva da musculatura lisa**. Por exemplo, a contração da musculatura lisa uterina tanto em mulheres grávidas como não grávidas pode ser obtida com essas prostaglandinas (ver Capítulo 10). A PGE$_2$ causa **vasodilatação** como parte da resposta inflamatória e também **broncodilatação**. A prostaglandina F$_{2\alpha}$ causa tanto **broncoconstrição** quanto **vasoconstrição**. Ambos os eicosanóides aumentam a motilidade gastrointestinal.

- **Prostaglandina I$_2$ (prostaciclina)**: A enzima prostaciclina-sintetase converte os endoperóxidos cíclicos de prostaglandinas em prostaciclina (PGI$_2$), que por sua vez **ativa a adenilciclase** para produzir um **efeito vasodilatador** nos vasos sanguíneos. Ela também impede a agregação de plaquetas em circunstâncias normais. Juntamente com a PGE$_1$, a PGE$_2$, desempenha um papel importante na manutenção do fluxo sanguíneo pulmonar e renal, assim como da filtração glomerular (ver COX-1). Esses eicosanóides são vitais na manutenção da permeabilidade do **canal arterial** até o momento em que o seu fechamento é necessário ou desejável.
- **Tromboxana A$_2$ (TXA$_2$)**: Esse metabólito do ácido araquidônico é encontrado nas plaquetas sanguíneas, onde seu papel é promover a agregação plaquetária. Ele também causa vasoconstrição e, portanto, produz efeitos opostos aos da PGI$_2$.

Além disso, a **ciclooxigenase** (COX) apresenta três **isoformas** (ou isozimas), chamadas de COX-1, COX-2 e COX-3:

- A **COX-1** está presente na maioria das células de tecidos do organismo e catalisa a formação dos prostanóides (prostaglandinas e tromboxana) que estão envolvidos em **funções normais de "manutenção da casa"**, incluindo a regulação da perfusão renal durante episódios de estresse (inclusive traumas), agregação plaquetária e hemostasia, e a proteção da mucosa gástrica por meio de uma aumentada secreção mucosa e uma secreção de ácido gástrico diminuída (isso é conhecido como efeito citoprotetor no trato GI). Dessa forma, a COX-1 apresenta uma função fisiológica.
- A **COX-2** é responsável pela **inflamação**, já que é **induzida** por gatilhos inflamatórios como a hipóxia celular e o dano a tecidos. É digno de nota o fato de

que a COX-2 pode estar de fato envolvida na regulação da perfusão renal. A COX-2 também é responsável pela formação das prostaglandinas que causam as contrações uterinas.

- A COX-3 é a provável isoforma da ciclooxigenase encontrada no sistema nervoso central (isto é, no tecido cerebral). É porque o ***paracetamol*** não inibe nenhuma das duas outras isozimas perifericamente que os cientistas passaram a acreditar que a isoforma COX-3 existe.

O outro grupo de eicosanóides que apresentam significância clínica e farmacológica é o grupo dos **leucotrienos**. A enzima 5-lipoxigenase converte o ácido araquidônico em leucotrienos (LTs). Os leucotrienos são produzidos em células inflamatórias (incluindo mastócitos, basófilos e eosinófilos) em resposta a estímulos inflamatórios. Três desses leucotrienos, os leucotrienos C_4, D_4 e E_4 (ou LTC_4, LTD_4 e LTE_4), são os principais constituintes da assim chamada substância de reação lenta da anafilaxia, ou SRS-A, e desempenham um papel de vital importância na fisiopatologia da **anafilaxia** e da **asma brônquica**.

Os leucotrienos são mediadores da inflamação. Eles são broncoconstritores potentes, mais até do que a histamina, e desempenham um papel importante também na patogênese da **rinite alérgica**. Quando a broncoconstrição é iniciada por gatilhos alergênicos, os leucotrienos C_4, D_4 e E_4 são liberados e, em seguida, interagem com os receptores de leucotrienos (conhecidos como **receptores $CysLT_1$**, já que esses três leucotrienos contêm o aminoácido **cisteína** em suas estruturas químicas). A estimulação dos receptores $CysLT_1$ media os seguintes **efeitos sobre as vias aéreas**: broncoconstrição, inflamação das vias aéreas, edema e uma viscosidade aumentada da mucosa bronquial. Ver também Capítulo 8.

7.2 OS GLICOCORTICOSTERÓIDES

Esses hormônios esteróides interagem com **receptores intracelulares** (ver Parágrafo 3.7) para facilitar a síntese da lipocortina, que inibe a fosfolipase A_2 (ver Figura 7-1). Fazendo isso, impedem a formação do ácido araquidônico e, portanto, a formação de todos os endoperóxidos cíclicos de prostaglandinas e dos leucotrienos. O início de sua ação, entretanto, é bastante lento, graças aos seus mecanismos de ação.

Essas drogas têm um significativo valor de aplicação clínica porque apresentam a habilidade de funcionar como agentes antiinflamatórios, anti-reumáticos e antialérgicos. Elas também suprimem a imunidade mediada por células e são benéficas no controle das reações auto-imunes.

Um aspecto muito importante do tratamento com glicocorticosteróides é o fato de que essas drogas apresentam numerosos efeitos colaterais e muitos deles influenciam processos metabólicos no organismo. Alguns desses efeitos colaterais são a síndrome de Cushing induzida por drogas, a osteoporose e o diabetes induzido por esteróides

A ***hidrocortisona*** é a forma ativa, de ocorrência natural, da cortisona (secretada pelo córtex adrenal) e causa uma significativa retenção de sódio e água. Glucocorticosteróides mais novos e sintéticos têm sido produzidos para limitar a retenção e causar efeitos mais poderosos no organismo. Os corticosteróides de ação média incluem a ***prednisona***, a *prednisolona* e a *metilprednisolona* (eles exibem um potencial de retenção de sódio e água menor que a ***hidrocortisona***). Corticosteróides de ação longa, como a *betametasona* e a *dexametasona*, apresentam efeitos antiinflamatórios mais potentes e não causam retenção de sódio e água.

7.3 OS AINEs

A partir da discussão acima mencionada dos endoperóxidos cíclicos de prostaglandinas, pode-se concluir que as prostaglandinas são importantes mediadores da inflamação, podem agir como vasodilatadores, estimulam o centro de regulação da temperatura para produzir febre e sensibilizam os receptores periféricos de dor. Elas também causam contrações uterinas, implicando dismenorréia ou facilitação do parto. Essas são as razões pelas quais a inibição da síntese das prostaglandinas produz os seguintes efeitos clínicos:

- Efeitos antiinflamatórios.
- Analgesia, na presença de uma bem definida dor na musculatura esquelética.
- Efeitos antipiréticos.
- Constrição dos vasos sanguíneos em certos leitos vasculares, o que é de particular importância em pacientes com patologia renal ou pacientes que estão desidratados, já que a perfusão renal pode estar comprometida.
- Alívio da dismenorréia.

A inibição das isozimas COX terá os seguintes efeitos:

- **Inibição da COX-1**: Os efeitos devem ser encarados, em sua maioria, como indesejáveis, como erosões e ulcerações da mucosa gástrica ou mesmo uma perfusão renal reduzida na presença de estresse físico ou trauma. Entretanto, um efeito que pode ser utilizado é a redução da agregação plaquetária, especialmente na prevenção da formação de trombo arterial.
- **Inibição da COX-2**: A isozima COX-2 somente está presente durante períodos de estresse, já que é sempre novamente formada e liberada. A inibição da COX-2, portanto, resulta na supressão do processo inflamatório, efeitos antipiréticos e analgésicos, e diminuição das contrações uterinas.

- **Inibição da COX-3**: O ***paracetamol*** apresenta apenas propriedades antipiréticas e levemente analgésicas. Já que a COX-3 é restrita ao cérebro, a inflamação musculoesquelética (periférica) não pode ser influenciada por essa droga.

Os AINEs são particularmente úteis no controle da dor musculoesquelética leve a moderada, da febre e da inflamação. O AINE "ideal" inibiria a isozima COX-2 sem influenciar a COX-1 (isto é, inibição seletiva da COX-2). Os tipos mais antigos de AINEs são inibidores não seletivos da ciclooxigenase. Os AINEs de tipos mais modernos estão progredindo na direção de um alto grau de inibição seletiva da COX-2, o que se tornou possível recentemente, a partir da descoberta das isozimas COX.

AINEs que exibem maior inibição da COX-1 que da COX-2

- A *aspirina* inativa irreversivelmente a COX-1 e inibe a agregação plaquetária também de modo irreversível.
- Exceto pela inibição da síntese de prostaglandinas, a ***aspirina*** também pode causar dano direto à mucosa gástrica.
- Outros exemplos são o *ibuprofeno* e a *indometacina*.

AINEs que exibem um grau mais alto de seletividade para a inibição da COX-2

- O *meloxicam* inibe a COX-2 com uma seletividade relativamente maior do que a sua seletividade pela COX-1.
- O *meloxicam*, portanto, apresenta menos efeitos colaterais.

Os inibidores seletivos da COX-2 (os "COXIBs")

- Essas drogas exibem seletividade absoluta para COX-2.
- O *celecoxib*, o *rofecoxib** (retirado do mercado em 2004) e o *parecoxib* são exemplos bem conhecidos.

Aplicação clínica

- O problema da gastrotoxicidade pede o monitoramento do paciente para detecção de qualquer sinal de gastrite ou sangramento da parte superior do trato gastrointestinal, ou ambos.
- A inibição da agregação plaquetária pede o monitoramento do paciente para detecção de tendências a sangramento. Uma hematúria microscópica pode ser detectada precocemente com urinálise regular, usando tiras de testes reagentes.
- Pacientes com função renal debilitada ou hipovolemia requerem um monitoramento cuidadoso, por causa do perigo de uma perfusão renal reduzida.

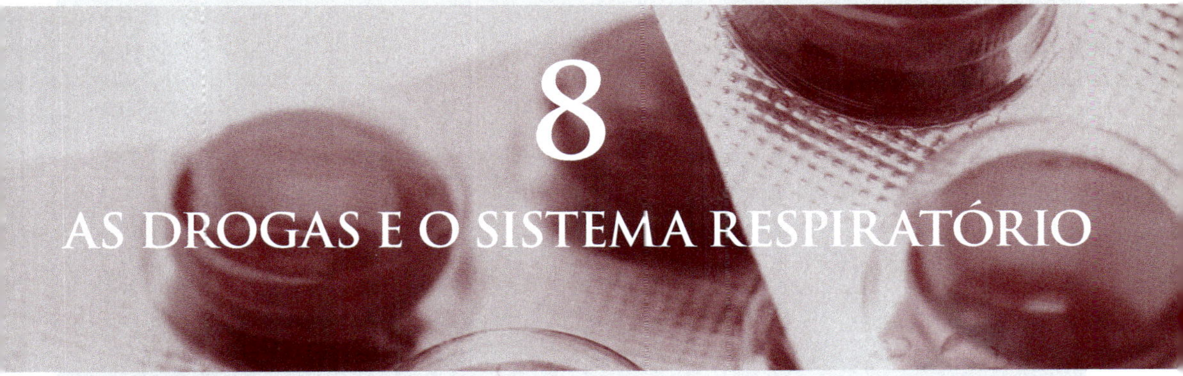

8 AS DROGAS E O SISTEMA RESPIRATÓRIO

Revisão sugerida

Anatomia e fisiologia:

- As vias aéreas – ou trato respiratório superior e inferior.
- Volumes e capacidades respiratórias (dos pulmões).
- O mecanismo da respiração e o controle respiratório.
- Unidades respiratórias funcionais, a barreira alvéolo-capilar e as trocas gasosas nos pulmões.
- A circulação sanguínea pulmonar e a taxa de ventilação-perfusão.
- O transporte de oxigênio e gás carbônico na corrente sanguínea.

Patologia e fisiopatologia:

- Asma brônquica.
- Doença pulmonar obstrutiva crônica (DPOC).

O tratamento da asma brônquica também pode ser aplicado a outros problemas das vias aéreas que estão associados com a broncoconstrição, broncoespasmo e uma redução na função pulmonar. O tratamento com drogas deve ter como objetivo o alívio dos sintomas mais importantes (isto é, dispnéia por causa do broncoespasmo) ou a modificação do processo da doença por meio de ação antiinflamatória e antialérgica.

8.1 OS BRONCODILATADORES

Essas drogas causam um relaxamento da musculatura lisa brônquica e, portanto, facilitam a broncodilatação. A musculatura lisa bronquial contém tanto receptores muscarínicos quanto β_2-adrenérgicos. Isso possibilita dois mecanismos de ação da droga:

- **Os agonistas seletivos dos receptores** β_2: Essas drogas são agonistas **relativamente** seletivos para os receptores β_2-adrenérgicos da musculatura lisa brônquica, quando são inalados diretamente para dentro da biofase. Quando administrados por via intravenosa, perdem sua seletividade e produzirão também efeitos cardíacos (receptores β_1). Exemplos são o ***salbutamol***, o *fenoterol* e a *hexoprenalina**. Essas drogas são broncodilatadores ativos. Os pacientes devem ser monitorados para detecção de taquicardia, palpitações e uma pressão sanguínea aumentada.

  A ***teofilina***, uma metilxantina, é um broncodilatador potente. Ela difere das drogas acima mencionadas porque inibe a enzima fosfodiesterase (ver Figura 4-5). Isso produz efeitos não seletivos nos receptores β por meio de um aumento na concentração de cAMP. É uma droga de segunda linha. A cafeína também é uma metilxantina. A ***aminofilina*** é a teofilina-etilenodiamina.
- **Drogas antimuscarínicas**: A droga de escolha é o ***brometo de ipratrópio***, já que não causa espessamento das secreções brônquicas. O bloqueio dos receptores muscarínicos causa um tônus simpático sem oposição na musculatura brônquica lisa, com subseqüente broncodilatação. Portanto, o ***brometo de ipratrópio*** é um broncodilatador passivo e tem particular importância também no controle da DPOC.

8.2 MODIFICADORES DE DOENÇAS

Os corticosteróides inalatórios, como a *budesonida*, a ***beclometasona*** e a *fluticasona*, são muito mais seguros para uso de longa duração do que os corticosteróides sistêmicos. Eles alteram o curso do processo da doença e salvam vidas, no longo prazo. Contudo, eles não controlam os broncoespasmos agudos, mas reduzem o risco de recaída.

Os antagonistas de leucotrienos (ver Capítulo 7) podem ser efetivos no controle da asma induzida por exercícios ou por aspirina. Exemplos são o *zafirlucaste* e o *zileuton**. Os assim chamados estabilizadores de mastócitos, como o *cromoglicato de sódio* e o *cetotifeno*, são menos efetivos. Estas últimas drogas agem estabilizando as membranas plasmáticas dos mastócitos e eosinófilos. Isso evita que essas células se desgranularem e liberem a histamina.

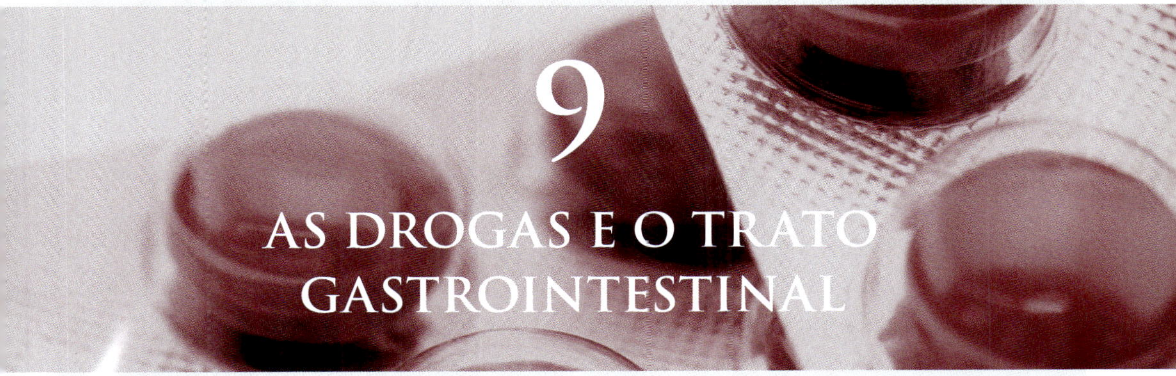

9 AS DROGAS E O TRATO GASTROINTESTINAL

Revisão sugerida

Anatomia e fisiologia:

- Estrutura e funcionamento básicos dos órgãos que constituem o trato gastrointestinal, digestivo ou alimentar, e órgãos acessórios.
- Ingestão dos alimentos e propulsão ao longo do trato digestivo.
- Secreções gástricas e intestinais.
- Digestão mecânica e química.
- Absorção.
- Defecação.
- Controle do sistema nervoso autônomo.

Patologia e fisiopatologia:

- Doença do refluxo gastroesofágico (RGE).
- Úlcera péptica.
- Constipação e diarréia.

9.1 PANORAMA FISIOLÓGICO

Alimentos que são ingeridos por via oral passam pelo esôfago para atingir o estômago, que age primariamente como um receptáculo, mas também é capaz de absorver certas partículas para a corrente sanguínea. A ***aspirina*** e o *etanol* em particular podem ser bem absorvidos pelas paredes do estômago. O estômago é capaz de quebrar o alimento ingerido, tanto física quanto quimicamente, ainda que a digestão química no estômago seja primariamente dirigida às proteínas ingeridas (isto é, o processo de digestão das proteínas começa no estômago). O estômago também transforma o alimento ingerido em um quimo cremoso, pastoso, que passará subseqüentemente para o duodeno.

Células caliciformes na parede interna do estômago secretam um muco alcalino. O revestimento do estômago também contém glândulas gástricas secretoras que são encontradas em invaginações profundas chamadas de fossetas gástricas. Essas fossetas são forradas de células mucosas do colo, células parietais e células principais (ou pépticas) que produzem secreções gástricas. Essas secreções gástricas incluem um **muco** protetor (para proteger as paredes do estômago contra os ácidos gástricos) e **ácido clorídrico** (*HCl*, ou ácido estomacal, que é secretado pelas células parietais). Um fator intrínseco e enzimas de digestão de proteínas também são secretados pelo estômago. A atividade digestiva gástrica acontece primariamente na região pilórica do estômago.

Nota:

- A estimulação do sistema nervoso parassimpático aumenta as secreções gástricas (enzimas, ácido gástrico e fator intrínseco).
- A presença de alimento no estômago, juntamente com a redução do pH do estômago por causa da secreção de *HCl*, iniciará a liberação do hormônio gastrina. A gastrina, por sua vez, fará com que mais enzimas, ácido gástrico e muco sejam secretados.
- Os **autacóides** estão envolvidos no equilíbrio das secreções de ácido gástrico e muco (ver Capítulo 7). A estimulação do **receptor H_2** pela histamina aumenta a secreção de ácido, enquanto diminui a secreção de muco. As **prostaglandinas**, entretanto, aumentam a secreção de muco e reduzem a secreção de ácido.
- A secreção de muco tem uma função importante de proteção, já que o *HCl* e as enzimas de digestão de proteínas no estômago são capazes de digerir a própria parede do estômago, na ausência de muco alcalino em quantidade suficiente.

Após uma refeição balanceada, o **esvaziamento gástrico** demora aproximadamente quatro horas para se completar (até seis horas no caso de uma refeição muito gordurosa). A motilidade do trato GI então propele o bolo alimentar para o restante do tubo digestivo. O **tempo de trânsito intestinal** (movimento através do **intestino delgado**) dura outras seis horas.

9.2 DROGAS QUE INFLUENCIAM O TRATO GASTROINTESTINAL

Drogas podem ser usadas para influenciar o trato gastrointestinal das seguintes maneiras:

- Aumentando o esvaziamento gástrico e a motilidade do trato GI.
- Influenciando favoravelmente a taxa de secreção ácido-muco no estômago e neutralizando o ácido gástrico.
- Aliviando a diarréia e a cólica intestinal.
- Aliviando a constipação.

9.2.1 Doença do refluxo gastroesofágico

Pacientes que sofrem da doença do refluxo gastroesofágico (RGE) sofrem de azia (dispepsia) por causa do refluxo de ácido do estômago para a parte distal do esôfago.

O controle com drogas tem por objetivo reduzir a quantidade de ácido do estômago que entra no esôfago distal, geralmente pelo aumento da velocidade de esvaziamento do estômago, acelerando a passagem do alimento para o duodeno, e aliviando o desconforto causado pela azia.

Drogas usadas no tratamento da dispepsia

- **Antiácidos simples**, como aqueles que contêm alumínio e magnésio, são bastante efetivos para **aliviar a dor**. Os antiácidos que contêm magnésio causam diarréia, enquanto os que contêm alumínio causam constipação. A combinação de magnésio e alumínio constituirá, portanto, o antiácido de escolha. Os cátions divalentes (isto é, Al^{2+} e Mg^{2+}), entretanto, interagirão com **agentes quelantes**, como os antibióticos tetraciclina e fluoroquinolona (ver Capítulo 11).
- A combinação de um antiácido com um **alginato** pode, de fato, **impedir** o refluxo, porque o alginato forma literalmente um gel flutuante sobre o conteúdo gástrico.

Drogas pró-cinéticas

- A ***metoclopramida*** (ver Parágrafo 12.1) age como um agonista nos receptores 5-HT_4 gastrointestinais, aumentando assim a velocidade de esvaziamento gástrico e o peristaltismo. A domperidona tem um mecanismo de ação similar, mas difere da ***metoclopramida*** porque não atravessa a barreira hematoencefálica.
- A *cisaprida* é outro agonista dos receptores 5-HT_4, que não se relaciona com as duas drogas mencionadas acima. Ela apresenta a desvantagem de potencialmente causar efeitos colaterais cardíacos sérios, como arritmias ventricu-

lares, quando seu próprio metabolismo é inibido (por meio da interação com outras drogas, por exemplo).

- O *betanecol* estimula os receptores M_2 nas células da musculatura lisa do esfíncter esofágico inferior. Isso produz a contração da musculatura do esfíncter e, subseqüentemente, evita, em algum grau, o refluxo. Essa droga deve ser tomada após as refeições.

9.2.2 Úlceras pépticas

Para aliviar o desconforto e a azia que as acompanham, antiácidos simples (como descritos no Parágrafo 9.2.1) são usados. Úlceras pépticas recorrentes têm sido positivamente correlacionadas com a presença de *Helicobacter pylori*, uma bactéria gram-negativa de forma espiralada, nas camadas de submucosa do estômago e do duodeno. O objetivo principal do tratamento com drogas é reduzir a acidez das secreções do estômago; em outras palavras, elevar o pH do estômago. Isso permitirá que a úlcera cicatrize enquanto está protegida dos efeitos danosos da exposição ao ácido gástrico. A outra opção, ainda que seja geralmente combinada com a primeira, é cobrir a superfície da úlcera com um revestimento protetor que, efetivamente, impede o ácido gástrico de danificar, ainda mais, o revestimento do estômago. O *sucralfato* é capaz de realizar isso.

Drogas que aumentam o pH gástrico são classificadas em duas categorias: os antagonistas dos receptores H_2 e os inibidores da bomba de prótons (ou PPIs). Em ordem de eficiência (no tratamento da úlcera péptica), os PPIs constituem as drogas mais efetivas. Eles são seguidos de longe pelos bloqueadores de receptores H_2 e, finalmente, pelo sucralfato. No caso de úlceras pépticas recorrentes, em que o *H. pylori* esteja implicado, o assim chamado "esquema tríplice" deve ser seguido.

Os inibidores da bomba de prótons (PPIs)

- As drogas penetram nas células parietais encontradas nas fossetas gástricas do revestimento do estômago, onde, subseqüentemente, inibem a bomba H^+-K^+-ATPase. Isso efetivamente impede a secreção de ácido gástrico para a luz do estômago.
- Portanto, essas drogas são altamente efetivas na elevação do pH do estômago, aliviando rapidamente os sintomas e atingindo boas taxas de cura.
- Exemplos bem conhecidos de PPIs são o *omeprazol*, o *lansoprazol* e o *pantoprazol*.

Os antagonistas (ou bloqueadores) dos receptores H_2

- O bloqueio dos receptores H_2 gástricos reduzirá a secreção de ácido no estômago. As taxas de cura de úlceras são significativas, mas nem de longe tão boas quanto aquelas obtidas com o uso dos PPIs.
- A *cimetidina*, a *ranitidina* e a *famotidina* são exemplos de bloqueadores seletivos dos receptores H_2.

Drogas citoprotetoras

- Essas drogas são chamadas de citoprotetoras porque protegem as células do revestimento do estômago contra os efeitos corrosivos do ácido gástrico. Além disso, o *misoprostol* também promove a perfusão da mucosa gástrica porque é um **análogo** da prostaglandina E_1 (PGE_1).
- O *sucralfato*, como já foi mencionado, forma uma camada protetora que cobre a superfície exposta da úlcera e, fazendo isso, produz taxas de cura que são comparáveis àquelas obtidas com os antagonistas dos receptores H_2. Deve ser preferencialmente tomado uma hora antes das refeições, já que é ativado pelo ácido do estômago.
- Em casos em que se combine o *sucralfato* com qualquer dos antiácidos simples, os antiácidos devem ser tomados meia hora depois de tomar o sucralfato (isto é, também com o estômago vazio).
- O *misoprostol* é especialmente útil na prevenção dos efeitos gastrotóxicos dos AINEs (ver Capítulo 7). Ele também influencia a taxa de secreção ácido-muco favoravelmente ao aumento da secreção de muco gástrico, enquanto reduz a secreção de ácido. Seu uso é muito restrito e controverso, uma vez que provoca aborto.

"Esquema tríplice"

- Uma combinação de um PPI, *claritromicina* e ***amoxicilina*** erradicará o *H. pylori* e reduzirá a incidência de úlceras pépticas recorrentes.
- Pacientes que são alérgicos à penicilina podem receber o *metronidazol* em vez da ***amoxicilina***. Alternativamente, a ***amoxicilina*** pode ser combinada com o ***metronidazol*** no lugar da *claritromicina*.
- Em casos resistentes, o *bismuto* pode ser combinado com a ***doxiciclina***, o ***metronidazol*** e um PPI.

Análogo: Uma droga é um análogo quando se assemelha em estrutura a outra substância, enzima ou composto químico.

9.2.3 A diarréia e a cólica intestinal

É preferível investigar a causa da diarréia a meramente administrar agentes antidiarréicos aleatoriamente. Os agonistas opióides geralmente apresentam a constipação como efeito colateral (ver Capítulo 5). Isso ocasionou o desenvolvimento de derivados não analgésicos de opióides que são usados particularmente no tratamento da diarréia. A *loperamida* é um exemplo excelente e uma droga amplamente utilizada.

Loperamida

- A *loperamida* estimula os receptores opióides pré-sinápticos no sistema nervoso entérico. Isso inibe a liberação da acetilcolina, com uma subseqüente redução do movimento peristáltico.

A *N-butil-hioscina* é uma droga anticolinérgica (ver Capítulo 5) com uma excelente ação **antiespasmódica**. Ela é valiosa no controle da cólica intestinal.

9.2.4 Constipação

Pacientes que estão constipados ou que requerem uma limpeza do intestino antes de uma cirurgia colo-retal ou de investigações diagnósticas invasivas do cólon podem receber um laxante. Os laxantes diminuem o tempo de trânsito intestinal pelo aumento do ritmo peristáltico intestinal. De modo geral, os laxantes devem ser usados somente para tratar episódios agudos de constipação, para limpar o intestino ou para ajudar na eliminação de certas drogas no evento de uma superdosagem ou envenenamento.

O uso crônico é possível no caso dos laxantes formadores de massa. Os outros grupos de laxantes são os laxantes osmóticos, os estimulantes, os emolientes fecais e a parafina líquida. As fibras da dieta e a ingestão de quantidades suficientes de água continuam sendo de vital importância no controle efetivo da constipação e dos hábitos intestinais saudáveis.

Laxantes formadores de massa

- São substâncias não digeríveis que são hidrofílicas e facilitam a retenção de água na luz do intestino, formando uma massa e, portanto, estimulando os movimentos peristálticos. O *psyllium* é um bom exemplo. Esses laxantes devem ser tomados com bastante água para hidratar adequadamente a preparação.

Laxantes osmóticos

- A *lactulose* é o laxante osmótico de escolha. É um dissacarídeo, composto de frutose e galactose, que não pode ser hidrolisado no intestino delgado. Bactérias do cólon quebram subseqüentemente as moléculas do dissacarídeo em ácido acético e ácido lático não absorvíveis (ânions). Os ânions causam, então, a retenção de água na luz do intestino.

Estimulantes

- Esses laxantes estimulam ou irritam diretamente o cólon. Muitos laxantes bem conhecidos, como o *bisacodil* e a ***sene*** (senosídeos A e B), pertencem a este grupo.

Emolientes fecais

- Também conhecidos como laxantes surfactantes, eles permitem que a água penetre na matéria fecal, amaciando as fezes.
- São particularmente úteis em pacientes em que esforços abdominais desnecessários devem ser evitados.
- O *dioctil sulfosuccinato de sódio (docusato)* é um bom exemplo.

Parafina líquida

- A parafina líquida age como um lubrificante intestinal. É composta de hidrocarbonetos que não são quebrados ou absorvidos pelo trato gastrointestinal. Pode interferir na absorção de lipídeos e vitaminas lipossolúveis, e pode causar vazamento anal.

10

AS DROGAS E O SISTEMA GENITURINÁRIO E REPRODUTIVO

Revisão sugerida

Anatomia e fisiologia:

- As estruturas e órgãos do trato urinário.
- Micção normal e controle da bexiga urinária (continência urinária).
- Funcionamento renal e formação da urina.
- Os órgãos reprodutivos masculinos e femininos.
- O funcionamento sexual masculino e feminino, incluindo espermatogênese, oogênese e o ciclo menstrual.
- Concepção, gravidez e nascimento.

Patologia e fisiopatologia:

- Gota.
- Hiperplasia benigna da próstata (HPB).
- Incontinência urinária.
- Disfunção sexual.

10.1 DIURÉTICOS

Essas drogas são usadas para aumentar o volume de urina que atinge os dutos coletores, a pelve renal e a bexiga urinária. O mecanismo principal que fundamenta sua ação no néfron é baseado no impedimento da reabsorção do sódio em vários locais dos túbulos. A filtração glomerular normal e a reabsorção do sódio no néfron são ilustradas na Figura 10-1.

10.2 GOTA

A gota é uma desordem do **metabolismo da purina** (o processo metabólico foi ilustrado na Figura 3-2) e implica elevação do nível de de ácido úrico na corrente sanguínea. O problema básico pode ser uma produção aumentada de ácido úrico ou uma secreção reduzida de ácido úrico. Cristais de urato de sódio são depositados no tecido conjuntivo e na cartilagem articular, causando a artrite da gota.

O ácido úrico pode ser excretado por meio de filtração glomerular (aproximadamente 90%) ou de secreção tubular ativa para dentro do túbulo contornado proximal (os outros 10%). Aproximadamente 5% do ácido úrico tubular são reabsorvidos para a corrente sanguínea. A gota pode ser aguda ou crônica.

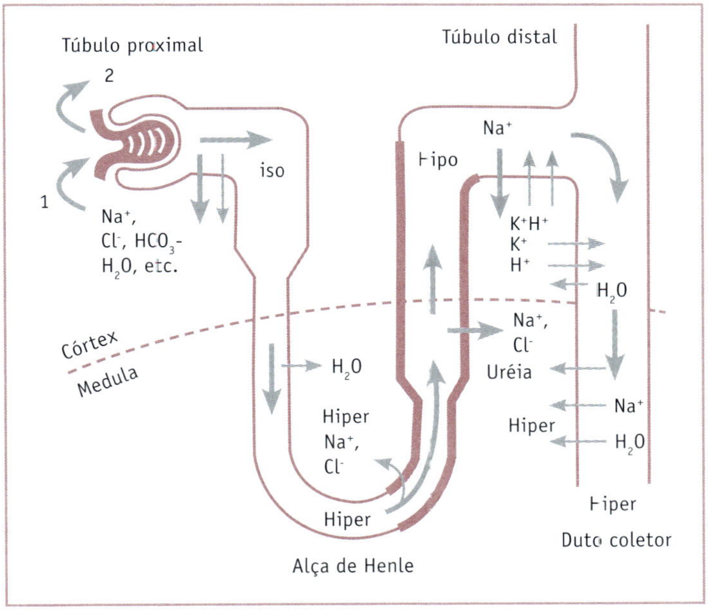

Figura 10-1
Sumário das atividades tubulares:
1. Arteríola aferente.
2. Arteríola eferente (na ausência de ADH, o fluido tubular diluído no topo do túbulo ascendente flui adiante para se tornar uma urina diluída).

Diuréticos de alça

- A *furosemida*, um poderoso diurético de alça, influencia tanto os mecanismos de concentração quanto de diluição da urina na alça de Henle, por meio de sua influência na reabsorção de sódio e cloreto em toda a extensão do ramo ascendente.
- A *furosemida* é muito útil no controle da insuficiência cardíaca aguda, já que também apresenta efeitos hemodinâmicos quando administrada por via intravenosa. Ela tem a habilidade de dilatar os vasos venosos de capacitância e os vasos sanguíneos renais, reduzindo a pré-carga cardíaca.

Diuréticos que agem sobre a porção cortical do ramo ascendente

- Os diuréticos tiazídicos agem sobre a porção cortical do ramo ascendente da alça de Henle. São altamente adequados para o tratamento de longa duração da hipertensão, já que exercem um efeito direto sobre a musculatura lisa arteriolar, onde facilitam a vasodilatação. A *hidroclorotiazida* é freqüentemente usada. A *clortalidona* apresenta uma meia-vida plasmática prolongada e pode se acumular no organismo com a administração diária.

Diuréticos que agem no túbulo contornado distal e no duto coletor

- Esses diuréticos podem ser divididos em dois grupos: aqueles que influenciam o mecanismo de troca de cátions dependente da aldosterona e aqueles que influenciam o mecanismo de troca de cátions independente da aldosterona.
- Em circunstâncias normais, uma concentração aumentada do íon sódio no filtrado que chega ao túbulo contornado distal facilitará a reabsorção dos íons sódio (Na+) em troca de íons potássio (K+) e hidrogênio (H+) pelos mecanismos de troca de cátions. Isso explica o efeito colateral comum da maioria dos diuréticos que não "poupam" o potássio: a hipocalemia.
- A *espironolactona* age como um antagonista competitivo da aldosterona. A *amilorida* é uma droga de ação direta e impede a reabsorção de sódio. Essas duas drogas são exemplos de diuréticos que influenciam os processos dependentes da aldosterona e independentes da aldosterona, respectivamente. São portanto conhecidas como diuréticos que "poupam" o potássio.
- A *co-amilorida* é uma combinação da amilorida com a *hidroclorotiazida*. As duas drogas aumentam os efeitos diuréticos uma da outra, e a amilorida impede a perda de íons potássio no túbulo contornado distal.
- Pacientes que recebem a combinação de diuréticos acima mencionada requererão monitoramento de seus níveis séricos de potássio, já que a hipercalemia pode se desenvolver.

10.3 AS DROGAS E O SISTEMA REPRODUTIVO

Os anticoncepcionais, as drogas usadas no tratamento da infertilidade e a terapia de reposição hormonal não entram no objetivo deste livro. O leitor é aconselhado a consultar um texto adequado sobre planejamento familiar, obstetrícia e ginecologia.

A retenção urinária causada pela hiperplasia benigna da próstata (dilatação da glândula prostática, ou HPB) pode requerer o uso de antagonistas dos receptores α_1 como a *terazosina*. A testosterona é reduzida a di-hidrotestosterona, um hormônio androgênico mais ativo, pela enzima 5-α-redutase. A di-hidrotestosterona é responsável pela regressão da linha de cabelo masculina, pelo aumento dos pêlos corporais e pela dilatação da próstata. Portanto, o inibidor da 5-α-redutase *finasterida* será benéfico também no controle da HPB.

O *sildenafil* é um inibidor relativamente seletivo da enzima fosfodiesterase-5 (FDE-5), que converte o mensageiro secundário ativo, o cGMP, em sua forma inativa, 5-GMP (similar ao que está ilustrado na Figura 4-5). O *sildenafil*, portanto, facilita o relaxamento da musculatura lisa do corpo cavernoso. Pode, então, ser usado no controle da impotência.

Drogas usadas no controle da gota e da artrite da gota

- A dor severa durante uma crise aguda, causada pela inflamação de uma articulação, pode ser controlada por meio de uma droga antiinflamatória não esteróide (ver Capítulo 7).
- A *colchicina* apresenta uma ação antiinflamatória na artrite da gota. Ela é freqüentemente combinada com drogas que são usadas no tratamento da gota crônica, já que essas drogas podem provocar crises agudas (ver abaixo).
- Note-se que as drogas acima mencionadas não influenciam os níveis séricos de ácido úrico, mas controlam os sintomas de uma crise aguda.

Gota crônica:

- O objetivo do tratamento crônico é reduzir os níveis séricos de ácido úrico, inibindo a produção de ácido úrico ou melhorando a excreção renal do ácido.
- O *alopurinol* é um análogo da hipoxantina e compete com esse substrato no processo de metabolismo da purina. A enzima xantina-oxidase (XO) converte o alopurinol a aloxantina, um metabólito ativo, que por usa vez inibe a XO e, portanto, reduz a síntese de ácido úrico.
- A aloxantina compete com o ácido úrico pelo transporte nos carreadores da secreção ácida e pode, portanto, provocar uma crise aguda de gota.
- Por outro lado, a excreção do ácido úrico pode ser aumentada bloqueando a secreção ácida e os carreadores de reabsorção dos túbulos contornados proximais do néfron.
- A *probenecida* bloqueia ambos os sistemas carreadores e pode, também, a curto prazo, causar uma crise aguda de gota.
- A *benzbromarona* bloqueia somente os carreadores de reabsorção e, portanto, não produzirá uma crise aguda de gota.

11

O TRATAMENTO ANTIMICROBIANO DE INFECÇÕES E INFESTAÇÕES

Revisão sugerida

Microbiologia e imunologia:

- Células procarióticas e eucarióticas.
- Bactérias, fungos, vírus e parasitas.
- Endotoxinas e exotoxinas bacterianas.
- O sistema imunológico, as defesas de primeira, segunda e terceira linha do organismo.
- Anticorpos e imunidade mediada por células.

11.1 INTRODUÇÃO E OBSERVAÇÕES GERAIS

Drogas com ação quimioterápica apresentam a habilidade de erradicar células que são responsáveis por doenças infecciosas (isto é, microorganismos patogênicos) ou as células neoplásicas que constituem tumores cancerosos. Portanto, o uso do termo "quimioterapia" implica que células, tanto de bactérias, fungos, vírus, parasitas quanto células cancerosas, serão destruídas. Os agentes quimioterápicos que são usados na oncologia (como uma modalidade do tratamento do câncer) são chamados de agentes oncoquimioterápicos (drogas oncostáticas e antineoplásicas). Os agentes quimioterápicos usados na luta contra doenças infecciosas são conhecidos como agentes antimicrobianos (isto é, "antimicroorganismos"). Esse agentes são geralmente conhecidos como antibióticos, ainda que, de forma estrita, esse termo seja usado incorretamente. Antibióticos são substâncias que são derivadas de ou produzidas por certos microorganismos e que causam dano a outros microorganismos em concentrações baixas. Alguns agentes antimicrobianos são antibióticos verdadeiros, mas muitos mais são agentes sintéticos feitos pelo ser humano e não podem, portanto, ser chamados de antibióticos no verdadeiro sentido da palavra. (A ***benzilpenicilina*** – penicilina G – é um exemplo de um antibiótico natural.) O termo "agentes antimicrobianos" abrangerá mais precisamente todas as drogas ou agentes (isto é, antibióticos e agentes sintéticos) usados na luta contra organismos patogênicos danosos, ainda que antibióticos também sejam sintetizados pela indústria farmacêutica. É ainda mais preciso usar os termos "antibacteriano", "antiviral", "antiparasitário" ou "antifúngico" quando se referindo aos agentes antimicrobianos adequados.

Para todos os propósitos práticos, os microorganismos significativos em termos médicos podem ser divididos em quatro importantes grupos: bactérias, fungos, vírus e parasitas. Os parasitas podem ser divididos em internos e externos. Os **parasitas internos** (ou endoparasitas) compreendem os protozoários e os helmintos (cestódeos, nematódeos e trematódeos). Os **parasitas externos** (ou ectoparasitas) são artrópodos como ácaros e piolhos que são encontrados em áreas da superfície do organismo e podem, de fato, ser visíveis a olho nu (isto é, são macroscópicos). Algumas bactérias atípicas talvez justifiquem a introdução de categorias separadas de **organismos patogênicos**. Elas são os microorganismos *Chlamydiae*, *Rickettsiae* e *Mycoplasma*. Eles diferem das outras bactérias porque os microorganismos *Chlamydiae* e *Rickettsiae* são microorganismos não virais intracelulares obrigatórios, enquanto os microorganismos *Mycoplasma*, em oposição a outras bactérias, não apresentam parede celular. As **infecções** são causadas por bactérias, fungos, vírus e endoparasitas; as **infestações** são causadas por ectoparasitas.

11.1.1 Toxicidade absoluta e relativa

Drogas antimicrobianas têm por objetivo destruir os microorganismos patogênicos que invadem o organismo e causam infecções. Preferivelmente, contudo, a droga antimicrobiana ideal não deveria causar nenhum dano às células e aos tecidos do organismo no processo de erradicação dos microorganismos causadores de doenças. As drogas antimicrobianas que mostram um grau maior de **toxicidade seletiva absoluta** causam danos quase exclusivamente aos microorganismos, enquanto aquelas que mostram uma **toxicidade seletiva relativa** (menos absoluta) podem trazer danos aos pacientes. A toxicidade absoluta pode ser atingida utilizando, e mesmo explorando, as verdadeiras diferenças biológicas entre as células de tecidos de seres humanos (e outros hospedeiros) e aquelas dos microorganismos em questão.

Uma das diferenças entre as células humanas e bacterianas, por exemplo, é o fato de que as bactérias apresentam parede celular, enquanto as células de tecidos apresentam membranas plasmáticas. Além disso, as bactérias sintetizam seu próprio **ácido fólico** a partir de um substrato contendo **ácido p-aminobenzóico (PABA)** (ver Figura 11-1). Os seres humanos, por outro lado, obtêm o ácido fólico a partir de sua alimentação

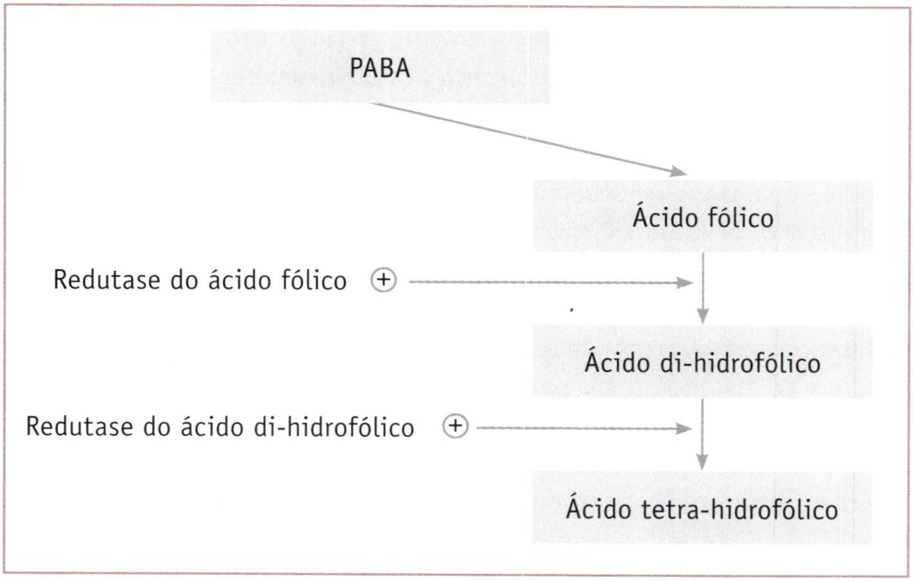

Figura 11-1 Metabolismo do ácido fólico

11.1.2 Espectro e resistência antimicrobiana

Em termos de **espectro** antimicrobiano, esses agentes podem ser divididos em três categorias:

- **Antimicrobianos de espectro estreito**: Apenas uns poucos tipos ou espécies de microorganismos são sensíveis a esses agentes. No caso de agentes antibacterianos, isso geralmente implica que são efetivos contra organismos gram-positivos apenas.
- **Antimicrobianos de espectro estendido**: Esse termo é mais usado para descrever um espectro intermediário que pode, por exemplo, incluir bactérias gram-positivas com a adição de apenas poucos microorganismos gram-negativos selecionados.
- **Antimicrobianos de amplo espectro**: Uma vasta variedade de bactérias diferentes, tanto gram-positivas quanto gram-negativas, são sensíveis a esses antimicrobianos. Infelizmente, eles também apresentam uma particular tendência a causar danos a microorganismos não patogênicos que geralmente colonizam áreas como o intestino e a vagina. A destruição desses microorganismos não patogênicos geralmente resulta em um crescimento excessivo de microorganismos oportunistas como a *Candida albicans*.

A **resistência** a agentes antimicrobianos implica que microorganismos que foram previamente sensíveis aos agentes em questão se tornem resistentes aos seus efeitos. No caso de bactérias, a resistência pode ser o resultado de mudanças geneticamente induzidas no organismo, da inabilidade da droga antimicrobiana de penetrar a parede celular bacteriana ou do uso inescrupuloso e inadequado de antimicrobianos na prática clínica. As doses podem ser inadequadamente pequenas ou os períodos de tratamento podem ser ineficientemente curtos.

Os antimicrobianos também não devem ser prescritos quando não existem indicações definidas para seu uso. Nunca é demais lembrar o valor da microscopia laboratorial adequada, da cultura e do teste de sensibilidade ou do diagnóstico baseado em evidências empíricas precisas. O tratamento antimicrobiano deve ser sempre iniciado com agentes de primeira linha com o espectro correto. Antimicrobianos de reserva somente devem ser usados no caso de infecções sistêmicas com microorganismos altamente resistentes que oferecem risco à vida ou com aqueles microorganismos que são notoriamente difíceis de exterminar. Outra maneira de encarar a terapia antimicrobiana é prescrever a droga com o espectro mais estreito possível que inclua o organismo causador da infecção, quando ele é conhecido, ou prescrever antimicrobianos de amplo espectro em casos graves em que os patógenos ainda não foram identificados.

11.1.3 CIM, CBM, EFEITO BACTERICIDA DA CONCENTRAÇÃO E EFEITO PÓS-ANTIBIÓTICO

Os antimicrobianos podem ser usados para exterminar micróbios (agentes bactericidas matam bactérias, por exemplo), para inibir sua reprodução e seu crescimento sem matá-los (bacteriostáticos inibirão o crescimento e a reprodução de bactérias, e fungistáticos influenciarão fungos da mesma maneira) ou até mesmo para prevenir uma doença infecciosa (por exemplo, usando a profilaxia antimicrobiana para controlar o início de doenças infecciosas).

CIM representa a **concentração inibitória mínima** que a droga antimicrobiana deve atingir para efetivamente inibir a multiplicação dos microorganismos. Entretanto, o tratamento antimicrobiano de sucesso com agentes bactericidas depende muito também de mecanismos de defesa intactos no hospedeiro. O sistema imune do hospedeiro deverá, em algum momento, acabar eliminando as bactérias invasoras. A **CBM** é a **concentração mínima bactericida**, ou seja, a concentração plasmática na qual os antimicrobianos matarão as células bacterianas no organismo. Agentes bactericidas são geralmente preferíveis aos bacteriostáticos.

Certos agentes bactericidas exibirão um **índice de extermínio dependente de concentração**, determinando assim que altas concentrações plasmáticas alcançarão uma atividade bactericida efetiva contra bactérias específicas ou contra certas cepas de bactérias. Agentes bactericidas também podem exibir um **efeito pós-antibiótico**. Isso implica que os microorganismos suscetíveis exibirão uma inibição persistente de sua multiplicação, em alguns casos por várias horas depois da exposição a concentrações suficientes de agente antimicrobiano e depois de os níveis plasmáticos terem diminuído para um valor abaixo do limite terapêutico.

Efeitos antimicrobianos também podem ser **dependentes de tempo**, em oposição aos efeitos acima mencionados, que são **dependentes de dose** ou **de concentração**. Isso significa que os efeitos terapêuticos são dependentes do tempo de exposição do microorganismo a concentrações suficientes dos agentes antimicrobianos em questão. A combinação de efeitos dependentes de tempo e dependentes de dose determinará a freqüência de administração e o tamanho das doses do agente antimicrobiano que deverá ser administrado. A Figura 11-2 ilustra a relação entre CIM, CBM, concentração bactericida e efeito pós-antibiótico, usando as fluoroquinolonas, os macrolídeos, os β-lactâmicos e os aminoglicosídeos como exemplos.

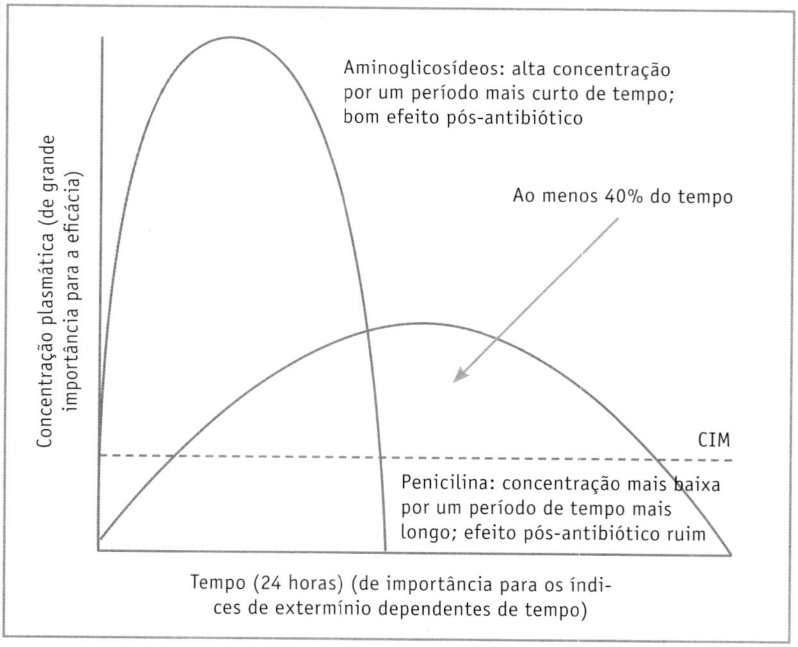

Figura 11-2 A relação entre CIM, CBM, concentração bactericida e efeito pós-antibiótico

11.1.4 Níveis de pico e queda

Em algumas circunstâncias, pode-se tornar necessário o monitoramento dos níveis séricos de **pico** e de **queda** de certos agentes antimicrobianos, especialmente no caso dos **aminoglicosídeos** (ver Parágrafo 11.3.10). Os princípios aqui descritos também podem ser aplicados ao monitoramento dos níveis séricos de pico e de queda de outras drogas que apresentam índices terapêuticos estreitos e efeitos tóxicos. Os dois parâmetros em questão são:

- **C_{min}**: Esse é o nível sérico de queda (ou concentração sérica mínima) e é medido (isto é, a amostra de sangue é obtida e enviada para análise laboratorial) logo antes da administração da próxima dose da droga.
- **C_{max}**: No caso dos aminoglicosídeos, a concentração sérica máxima (ou nível sérico de pico) é medida uma hora depois da administração de uma dose do tipo bolo (maciça) por via intravenosa ou intramuscular.

11.1.5 Monoterapia *versus* terapia antimicrobiana combinada

Muitas infecções não complicadas que são causadas por microorganismos altamente suscetíveis e adquiridos em comunidade requerem simplesmente uma monoterapia (uso de um único agente antimicrobiano) com agentes que tenham o espectro e as propriedades cinéticas corretas. Em casos mais complicados, o uso concomitante de dois ou mais agentes antimicrobianos (isto é, terapia combinada) será geralmente necessário. A combinação de antimicrobianos em um regime de tratamento, contudo, não implica meramente a escolha de drogas com espectros adequados. A combinação de antimicrobianos pode ter conseqüências aditivas, sinergísticas, antagonistas ou indiferentes:

- **Efeitos aditivos**: Isso implica que a combinação produz efeitos que são iguais à soma daqueles que teriam sido obtidos com os agentes individuais sozinhos.
- **Sinergismo**: A combinação produz efeitos que são maiores que a soma dos efeitos que teriam sido obtidos com os agentes sozinhos.
- **Efeitos antagonistas**: Quando a combinação de dois ou mais agentes produz efeitos que são menores que a soma dos agentes individuais usados sozinhos. A combinação, portanto, não apresenta benefício clínico. O antagonismo pode, na verdade, tornar os agentes combinados completamente ineficientes. Por essa razão, as penicilinas e as tetraciclinas não devem ser jamais combinadas em um único regime de tratamento.
- **Indiferença**: A combinação não é mais efetiva do que o uso de qualquer um dos agentes, se usado até seu potencial máximo em monoterapia.

11.1.6 Escolhendo agentes antimicrobianos

Alguns dos fatores mais importantes que devem ser levados em consideração na decisão sobre a terapia antimicrobiana mais adequada para um paciente específico em uma dada situação clínica incluem, mas não se limitam aos seguintes:

- Espectro, falhas no espectro e cinética, inclusive a adequação da monoterapia *versus* a terapia antimicrobiana combinada.

- A natureza dos microorganismos causadores, resistência, incluindo a presença de microorganismos resistentes a múltiplas drogas, e infecções associadas.
- Severidade e seriedade da infecção e da condição médica do paciente (incluindo o funcionamento reduzido dos rins e do fígado).
- Aspectos de segurança, reações adversas e circunstâncias especiais como gravidez e lactação em pacientes do sexo feminino.
- Conveniência, conformidade e custo.

Além disso, alguns fatores específicos que se relacionam ao problema do paciente e à natureza da infecção também precisam ser considerados quando necessário. Eles incluem:

- **O *status* imune do paciente**: Como já foi mencionado, mecanismos de defesa intactos no organismo são necessários para lutar efetivamente contra os invasores microbianos, especialmente nos casos em que agentes bacteriostáticos, fungistáticos e antivirais são usados. Pacientes que estão com o sistema imune comprometido (isto é, idosos, diabéticos, pacientes com câncer ou infecção por HIV, etc.) requerem tratamentos mais longos ou doses maiores dos agentes antimicrobianos, ou ambos.
- **A presença de abscessos**: Um tratamento efetivo requer a remoção cirúrgica ou a drenagem do abscesso, já que os antimicrobianos penetram muito mal nessas áreas.
- **O tratamento da meningite bacteriana**: A barreira hematoencefálica é notoriamente de difícil penetração por substâncias químicas. Contudo, na presença de meningite bacteriana, quando as meninges estão inflamadas (e, portanto, mais permeáveis), agentes que normalmente não penetrariam na barreira podem obter acesso ao espaço do líquido cefalorraquidiano.
- **Uma história de viagem recente**: Pessoas que visitaram destinos estrangeiros e locais exóticos podem ter sido expostas a infecções endêmicas que requerem regimes de tratamento diferentes daqueles para infecções comumente adquiridas dentro de sua comunidade.

11.2 A CLASSIFICAÇÃO DOS AGENTES ANTIMICROBIANOS E SEUS MECANISMOS DE AÇÃO

Existem várias "famílias" ou grupos de agentes antimicrobianos disponíveis. Apenas os grupos mais importantes serão discutidos com mais detalhes. Eles são

Antibacterianos:

- Os <u>**beta-lactâmicos**</u> (β-lactâmicos):
  - Penicilinas.

  - Cefalosporinas.
  - Carbapenemas.
  - Monobactâmicos.
- Os macrolídeos.
- A clindamicina.
- O ácido fusídico.
- Os glicopeptídeos.
- O cloranfenicol.
- As tetraciclinas.
- As estreptograminas.
- Os aminoglicosídeos.
- As fluoroquinolonas.
- O co-trimoxazol.
- As drogas antimicobacterianas.
- O metronidazol.

Antifúngicos:
- Os antibióticos poliênicos.
- Os derivados de azóis.
- As drogas alilaminas.
- A griseofulvina.

Antiparasitários:
Agentes antiparasitários contra:
- Infecções por protozoários:
  - Infestação de lúmen e tecidos.
  - Infestação de sangue e tecidos.
- Infecções por helmintos:
  - Os nematódeos.
  - Os cestódeos e trematódeos.
- Infestações por ectoparasitas.

Beta-lactâmicos: uma "família" de antimicrobianos (alguns são antibióticos verdadeiros) que apresentam uma estrutura em comum de anel β-lactâmico. A estrutura em anel permite que formem ligações co-valentes com as assim chamadas proteínas que se ligam à penicilina (PBPs), que agem como enzimas catalíticas. Essas ligações co-valentes inibem a atividade dessas enzimas na bactéria em questão.

Existem diferentes tipos de PBPs, que diferem de um microorganismo para outro. Os diversos β-lactâmicos se ligam a diferentes tipos de PBPs. Portanto, a suscetibilidade de certos microorganismos variará de um β-lactâmico a outro.

Antivirais:

Agentes antivirais contra:

- Influenza.
- Infecções por vírus de herpes.
- Vírus da imunodeficiência humana (HIV).

11.3 AGENTES ANTIBACTERIANOS

11.3.1 As penicilinas

A ***benzilpenicilina*** (penicilina G) é a penicilina original. Ainda que numerosos agentes antimicrobianos tenham sido desenvolvidos e sintetizados nas décadas seguintes à descoberta da penicilina, a penicilina G continua sendo o antibiótico de escolha no tratamento de infecções com organismos suscetíveis que estejam dentro de seu espectro. Entretanto, ela é considerada um antibiótico de espectro estreito, já que erradica somente um número relativamente pequeno de espécies de bactérias. O espectro da penicilina G é como se segue:

- **Cocos gram-positivos** (estreptococos, estafilococos e pneumococos), especificamente os *estafilococos* que não produzem a **penicilinase** (ou β-**lactamase**)
- **Cocos gram-negativos** (os meningococos e gonococos, isto é, *Neisseria meningitidis* e *N. gonorrhoea*).
- **Bacilos gram-positivos** (os bacilos anaeróbicos gram-positivos, isto é, *Clostridium tetani*, *C. welchii* e *C. perfringens*, e o bacilo antraz. *C. difficile* é resistente à penicilina).
- Os **espiroquetas** da angina de Vincent (*Treponema vincentii*) e da sífilis (*T. pallidum*).

A penicilina G apresenta algumas poucas desvantagens que limitam sua utilidade na prática clínica. A atenção a essas desvantagens conduziu ao desenvolvimento de uma grande variedade de penicilinas altamente úteis. Elas são:

- **As fórmulas de depósito para injeção parenteral**: A penicilina G tem uma $t_{1/2}$ plasmática curta, de apenas 30 minutos. A *penicilina G procaína* e a ***penicilina G benzatina*** têm meias-vidas muito mais longas, mas alcançam concentrações plasmáticas mais baixas, devendo ser usadas apenas quando os microorganis-

---

Penicilinase ou β-lactamase: Enzimas produzidas por certas cepas de bactérias, tanto gram-positivas quanto gram-negativas. Coletivamente chamadas de enzimas β-lactamase, essas enzimas hidrolíticas abrem o anel β-lactâmico e, portanto, destroem a atividade antimicrobiana dessas drogas. A penicilinase produz a resistência bacteriana contra as penicilinas, enquanto a cefalosporinase produz a resistência contra cefalosporinas. Algumas cefalosporinas são resistentes à penicilinase, mas não à cefalosporinase.

mos infectantes são altamente suscetíveis aos efeitos das penicilinas de espectro estreito. Outra opção é administrar a *probenecida* concomitantemente com a penicilina. A *probenecida* bloqueia os carreadores de secreção ácida orgânica nos túbulos contornados proximais dos rins (ver Capítulo 10) e, portanto, reduz efetivamente a excreção tubular renal da penicilina (um ácido forte). Isso prolonga sua meia-vida plasmática. A $t_{1/2}$ aumentada é de particular importância quando se considera que a maioria dos lactâmicos, inclusive a penicilina, apresenta taxas de extermínio **dependentes de tempo**.

- **Penicilina V**: A penicilina G é lábil em ácidos, o que significa que ela é instável e é quebrada pelo ácido gástrico quando administrada oralmente. Esse problema foi superado pela formulação da ***fenoximetilpenicilina*** (penicilina V), que é estável em ácidos e tem o mesmo espectro da penicilina G.
- **Penicilinas de espectro ampliado**: Por causa do seu espectro estreito, a penicilina G tem uma utilidade limitada, especialmente no caso de infecções bacterianas adquiridas em hospitais, em que cepas resistentes de *Staphylococcus* e bacilos gram-negativos são os organismos infectantes. As aminopenicilinas (isto é, *ampicilina* e ***amoxicilina***, ambas estáveis em ácidos) têm um espectro estendido que inclui, além do espectro da penicilina G, os seguintes bacilos gram-negativos:
  - *Bordetella pertussis* (coqueluche).
  - *Haemophilus influenzae.*
  - *Salmonella.*
  - *Shigella.*
  - *Proteus mirabilis.*
  - *Escherichia coli.*

Esse espectro estendido permite o uso das aminopenicilinas tanto em casos pediátricos como geriátricos, em que *H. influenzae* é freqüentemente culpado por infecções do trato respiratório superior, meningite, etc. A diferença cinética entre a ***amoxicilina*** e a *ampicilina* é que a *ampicilina* não é rapidamente absorvida após administração oral, mas a ***amoxicilina*** é. Além disso, a *ampicilina* é excretada pela via biliar, enquanto a maioria das outras penicilinas é excretada por secreção tubular renal ativa. Portanto, a *ampicilina* é indicada no controle de infecções do trato biliar. A ***amoxicilina*** penetra rapidamente em áreas fluidas de tecidos, é bem absorvida pelo intestino e pode ser tomada durante as refeições.

A *piperacilina* também tem o mesmo espectro que a penicilina G, mas inclui bacilos gram-negativos clinicamente significativos, incluindo:

- *Klebsiella pneumoniae* e outras enterobactérias (isto é, os assim chamados **micro-organismos "KEEPS"**), especialmente em combinação com um tazobactâmico.
- *Pseudomonas aeruginosa.*
- Anaeróbicos, incluindo *Bacteroides fragilis* (um bacilo anaeróbico gram-negativo).

A *piperacilina* é, portanto, classificada como um antipseudomonas e é lábil em ácidos. É um antibiótico de reserva para pneumonia adquirida em hospitais, especialmente em casos de terapia intensiva. No caso de infecções com risco de vida por *Pseudomonas* e *Klebsiella pneumoniae*, a piperacilina deve ser combinada com um segundo agente antipseudomonas do grupo de aminoglicosídeos (por ex.: *gentamicina*).

- As penicilinas **resistentes à penicilinase e à β-lactamase**: As penicilinas G e V, e também a ***amoxicilina***, a *ampicilina* e a *piperacilina* são sensíveis à penicilinase e serão destruídas por essa enzima.

Para enfrentar esse problema, as assim chamadas penicilinas resistentes à penicilinase (PRPs) foram desenvolvidas, sendo a primeira delas a *meticilina*. A *meticilina* é lábil em ácidos e não pode, portanto, ser administrada oralmente (contudo, ela não é mais usada). A *cloxacilina* e a ***flucloxacilina*** são PRPs estáveis em ácidos. Na maioria dos casos, entretanto, as PRPs são efetivas somente quando o organismo produzindo a penicilinase é o *Staphylococcus aureus.*

Outra maneira de lidar com a β-lactamase bacteriana é adicionando ácido clavulânico à ***amoxicilina*** para produzir *co-amoxiclav*. De maneira similar, o sulbactâmico pode ser combinado com a *ampicilina*, e o tazobactâmico com a *piperacilina*. O ácido clavulânico, o sulbactâmico e o tazobactâmico têm a habilidade de inibir a β-lactamase bacteriana, sem serem eles mesmos agentes antimicrobianos. Eles agem como substratos substitutos para as enzimas β-lactamases. Isso permite que a *ampicilina*, a ***amoxicilina*** ou a *piperacilina* erradiquem os organismos infectantes em questão. O *co-amoxiclav* apresenta a vantagem adicional de ser também efetivo contra anaeróbios e contra os organismos que comumente causam infecções respiratórias, ou seja, *Streptococcus pneumoniae*, *Haemophilus influenzae* e *Moraxella catarrhalis* (ou *Branhamella catarrhalis*), que caem todos dentro de seu espectro.

No caso de infecções por MRSA (*Staphylococcus aureus* resistente à meticilina), contudo, o microorganismo em questão alterou a sua **proteína de ligação à peni-**

Organismos "KEEPS": São as enterobactérias gram-negativas (as enterobacteriáceas, isto é, as espécies *Klebsiella, E. coli, Enterobacter, Proteus* e *Serratia*). São microorganismos normais não patogênicos que residem no trato gastrointestinal, mas que se tornam patógenos danosos quando são introduzidos em outras áreas, cavidades ou compartimentos do organismo. Microorganismos gram-negativos são notoriamente mais difíceis de matar do que microrganismos gram-positivos.

cilina (PBP). Isso implica que nenhum β-lactâmico será efetivo contra o microorganismo, e antimicrobianos alternativos precisarão ser escolhidos e utilizados (estes incluem os macrolídeos, o ***co-trimoxazol***, os glicopeptídeos, as fluoroquinolonas e os aminoglicosídeos).

Efeitos adversos: As penicilinas podem causar algumas reações de hipersensibilidade induzidas por droga, incluindo as reações do Tipo I (isto é, urticária, broncoespasmo e choque anafilático). As cefalosporinas podem provocar reações de hipersensibilidade cruzada em pacientes que são alérgicos às penicilinas. A *ampicilina* pode provocar um *rash* cutâneo maculopapular em pacientes com mononucleose viral (febre glandular). Esse *rash* não é indicativo de alergia à penicilina. As **superinfecções** por *Clostridium difficile* podem causar **colite pseudomembranosa** (o supercrescimento de *C. difficile* pode causar diarréia severa e com sangue, que pode até evoluir para um problema com risco para a vida).

Aplicação clínica

- As fórmulas de depósito de penicilina G somente podem ser administradas por via intramuscular, já que são menos solúveis, e a administração intravenosa pode causar embolia.
- Em casos em que existem interações com alimentos, as drogas devem ser preferencialmente tomadas uma hora antes de iniciar a refeição ou três a quatro horas depois de completá-la.
- As penicilinas não devem ser aplicadas sobre a pele, pois isso pode causar sensibilização.
- Quando pacientes cirúrgicos têm uma história de alergia à penicilina, a *cefazolina* (a cefalosporina parenteral de primeira geração) é freqüentemente prescrita como uma medida profilática para a prevenção de uma infecção por *Staphylococcus aureus*.
- De acordo com Sommers (2000, p. 271), existe uma possibilidade de 12% de hipersensibilidade cruzada entre as penicilinas e as cefalosporinas. A primeira dose da cefalosporina, portanto, deve ser dada por injeção intravenosa **lenta**, enquanto se monitora cuidadosamente o paciente para quaisquer reações adversas. Entretanto, as cefalosporinas são contra-indicadas em pacientes que passaram por reações de hipersensibilidade do Tipo I contra as penicilinas.

Superinfecções: São infecções novas que ocorrem "em cima" da(s) infecção(ões) preexistente(s). Essas infecções são freqüentemente devidas a uma terapia antimicrobiana que não inclui o(s) microorganismo(s) responsável(is) pela superinfecção no espectro de tratamento.

- Quando a colite pseudomembranosa se desenvolve, a droga causativa (isto é, a penicilina, que pode muito possivelmente ser a *ampicilina* ou a cefalosporina, ou a *clindamicina*) deve ser descontinuada. O supercrescimento de *C. difficile* pode ser tratado com *vancomicina* administrada por via oral ou com ***metronidazol*** para erradicar o microorganismo causativo e aliviar a diarréia.

11.3.2 As cefalosporinas

Este grupo de β-lactâmicos pode ser dividido em quatro gerações. Suas taxas de extermínio também são dependentes de tempo, mas em uma CIM mais alta do que aquela das penicilinas. O espectro das cefalosporinas difere de uma geração para outra, mas segue as seguintes regras de uso:

- **Primeira geração**: Efetivos contra cocos gram-positivos. A *cefalexina* tem um espectro similar àquele das penicilinas G e V, ainda que a eficiência das cefalosporinas contra os enterococos seja pequena.
- **Segunda geração**: Efetivos contra cocos gram-negativos e bacilos, mas menos efetivos contra estafilococos.
- **Terceira geração**: Efetivos contra bacilos gram-negativos (microorganismos "KEEPS") e *Pseudomonas*, mas não contra estafilococos.
- **Quarta geração**: Possivelmente mais efetivos do que os de terceira geração contra os microorganismos "KEEPS" e *Pseudomonas*. O *cefepime* é uma cefalosporina de quarta geração com boa atividade antipseudomonas.

As cefalosporinas orais de **primeira geração** são inferiores às penicilinas. A *cefazolina* parenteral de primeira geração, entretanto, é resistente ao *Staphylococcus* produtor de penicilinase e ainda é largamente usada como um antimicrobiano profilático em cirurgias cardíacas e ortopédicas.

A **segunda geração** inclui a *cefuroxima* (disponível em forma oral e em forma parenteral), que é comparável ao *co-amoxiclav* em muitos aspectos, e a *cefoxitina*, que é um antimicrobiano **profilático** parenteral contra microorganismos anaeróbicos fecais e certas enterobactérias envolvidas na septicemia abdominal.

A **terceira geração** inclui a *cefpodoxima* (que também está disponível tanto em forma oral quanto parenteral), a *cefotaxima* e a ***ceftriaxona***, que penetram bem em membranas e barreiras e cobrem a maioria dos bacilos gram-negativos, com exceção de *Pseudomonas*, em seu espectro. A *ceftazidima* é uma cefalosporina antipseudomonas de terceira geração. A maioria das cefalosporinas de terceira geração está disponível apenas na forma parenteral e deve ser reservada para infecções sérias, e com risco de morte, provocadas por microorganismos suscetíveis. A ***ceftriaxona*** tem uma $t_{1/2}$ longa e sofre excreção biliar (como a ampicilina). A *cefpodoxima* apresenta um espectro similar àquele do *co-amoxiclav* (como a *cefuroxima*). A ***ceftriaxona*** age de maneira excelente contra os gonococos.

11.3.3 Os carbapenemas e os monobactâmicos

O *imipenema* e o *meropenema* são **carbapenemas**. Eles são β-lactâmicos com espectros excepcionalmente amplos. São efetivos contra uma ampla variedade de bactérias aeróbias e anaeróbias gram-positivas e gram-negativas, mas não contra MRSA e *Clostridium difficile*. *Pseudomonas aeruginosa* pode também desenvolver resistência ao *imipenema*. O *aztreonam* é um **monobactâmico** com um espectro limitado a bacilos gram-negativos aeróbicos ("KEEPS"), que são erradicados excepcionalmente bem.

11.3.4 Os macrolídeos

Os macrolídeos, como a ***eritromicina***, são alternativas à penicilina G (especialmente em casos de infecções respiratórias causadas por bactérias gram-positivas) sempre que exista a alergia à penicilina ou a resistência à penicilina. O ***estolato de eritromicina*** também estimula os **receptores de motilina** no trato gastrointestinal. Ele, portanto, também age como uma droga pró-cinética para estimular o peristaltismo.

A vantagem adicional é que a ***eritromicina***, além de apresentar o espectro antibacteriano da penicilina G, também é efetiva contra vários outros microorganismos adicionais, incluindo alguns atípicos. Eles são:

- *Bordetella pertussis.*
- *Branhamella catarrhalis (Moraxella catarrhalis).*
- *Chlamydiae* (uretrite não específica).
- *Corynebacterium diphtheriae.*
- *Legionella pneumoniae.*
- *Mycoplasma pneumophila.*
- *Rickettsiae* (febre da mordida de carrapato).

A *eritromicina* também pode ser usada no tratamento da acne.

Importantes falhas no espectro da eritromicina são os bacilos gram-negativos, especialmente *H. influenzae*, e os microorganismos anaeróbios gram-negativos. Portanto, ela não é adequada em práticas pediátricas ou geriátricas. Com o desenvolvimento de novos macrolídeos, no entanto, os seguintes melhoramentos foram atingidos:

Receptores de motilina: A motilina é um hormônio do trato gastrointestinal que aumenta atividades motoras, como o esvaziamento gástrico.

- A *azitromicina* é efetiva contra *H. influenzae* e tem uma meia-vida tão longa que geralmente requer uma administração de uma vez ao dia por três dias consecutivos para constituir um tratamento completo.
- A *claritromicina* também é efetiva contra *H. influenzae* e apresenta o benefício adicional da atividade antibacteriana contra *Helicobacter pylori* (o microorganismo que está implicado na úlcera péptica recorrente).

Problemas com a ***eritromicina*** que podem ser encontrados na prática clínica são:

- Cólicas abdominais severas, náusea e vômitos, causados em parte pelos efeitos pró-cinéticos do ***estolato de eritromicina***.
- O desenvolvimento de resistência bacteriana enquanto o paciente está sob tratamento.
- Uma hepatite alérgica (icterícia colestática intra-hepática) pode ser provocada pelo ***estolato de eritromicina***. Entretanto, ela é reversível se o uso da droga for descontinuado.

11.3.5 A clindamicina e o áciso fusídico

Tanto a *clindamicina* (um lincosamídeo) quanto o *ácido fusídico* são efetivos contra o *Staphylococcus aureus* produtor de penicilinase e, provavelmente, também contra MRSA. A *clindamicina* pode ser menos efetiva contra os estreptococos, mas é particularmente útil na osteomielite, já que penetra muito bem nos ossos avasculares. A *clindamicina* também erradica todos os microorganismos anaeróbios, exceto o *Clostridium difficile*. Isso significa que a **colite pseudomembranosa** pode ocorrer, como resultado do supercrescimento de *C. difficile* (ver Parágrafo 11.3.1).

O ácido fusídico tem ampla indicação em infecções da pele, em uso tópico. Tanto o ácido fusídico quanto a clindamicina, aplicados topicamente, podem ser usados no tratamento da acne.

11.3.6 A vancomicina e a teicoplanina

A *vancomicina* é um glicopeptídeo. Ela apresenta uma molécula grande que é incapaz de penetrar a membrana externa de bactérias gram-negativas. A *vancomicina* é também altamente hidrossolúvel e, portanto, não é de fato absorvida pelo trato gastrointestinal. Assim, quando tomada por via oral, ela erradicará apenas a flora intestinal suscetível. A *vancomicina* é reservada para infecções com risco de vida por estafilococos, MRSA e *Streptococcus pneumoniae* resistente. Uma grande desvantagem é que essa droga pode causar uma perda irreversível da audição (ela é nefro e ototóxica). A *vancomicina* é administrada por infusão intravenosa lenta, já que a injeção rápida resulta em liberação de histamina, por causa da degranulação dos mastócitos. A *teicoplanina* é um glicopeptídeo mais novo e mais lipossolúvel, e pode ser administrada por via intramuscular.

11.3.7 O cloranfenicol

Esse é um agente altamente lipossolúvel e, portanto, é extremamente capaz de penetrar membranas e barreiras biológicas. Ele tem um espectro muito amplo que inclui todas as bactérias anaeróbias e é extremamente útil no tratamento da meningite bacteriana, de abscessos cerebrais e da febre tifóide. Infelizmente, a toxicidade limita a utilidade dessa droga:

- O ***cloranfenicol*** pode causar dois tipos de supressão da medula óssea:
  - **Supressão reversível da medula óssea**: Esta é de natureza tóxica, dose-dependente e pode ser revertida reduzindo a dose ou descontinuando o uso da droga.
  - **Supressão irreversível da medula óssea**: Esta é de natureza alérgica e, portanto, não é dose-dependente. Ela causa a anemia aplástica, com uma redução concomitante nas contagens de leucócitos (os granulócitos são de particular importância) e plaquetas.
- Em neonatos, o ***cloranfenicol*** causa a assim chamada "síndrome do bebê cinza". O fígado do bebê carece de quantidades suficientes da enzima glicuronil transferase, que é necessária para a conjugação do ***cloranfenicol***. O subseqüente aumento do ***cloranfenicol*** na corrente sanguínea causa colapso cardiovascular com cianose central (o "bebê cinza"). Contudo, esse efeito é dose-dependente.

Aplicação clínica

- Pacientes recebendo o ***cloranfenicol*** devem ser monitorados para a detecção de sinais de supressão da medula óssea (isto é, anemia, agranulocitose e trombocitopenia).
- Os níveis séricos de ***cloranfenicol*** precisam ser cuidadosamente monitorados em neonatos e bebês prematuros.
- O ***cloranfenicol* aplicado topicamente** penetra muito bem no **olho** e é freqüentemente usado no tratamento de infecções bacterianas oculares.

11.3.8 As tetraciclinas

As tetraciclinas têm um espectro muito amplo, ainda que alguns microorganismos significativos, como os estafilococos, estreptococos, *Pseudomonas* e *Proteus,* freqüentemente exibam uma resistência contra elas. São muito úteis no tratamento de "espinhas e peste", já que os seguintes microorganismos entram em seus espectros:

- "**Espinhas**": *Propionibacterium acnes* e *Staphylococcus epidermidis*, que estão implicados na patogênese da acne.
- "**Peste**": Os seguintes microorganismos podem ser sensíveis a uma ou mais das tetraciclinas:
  - *Brucella* (febre de Malta, em combinação com a *estreptomicina* ou *doxiciclina* em combinação com *rifampicina*).
  - *Chlamydiae.*
  - Agente do granuloma inguinal.
  - *Haemophilus influenzae* e *H. ducreyi* ("cancro mole").
  - *Mycoplasma pneumoniae.*
  - *Neisseria gonorrhoea.*
  - *Rickettsiae.*
  - *Treponema pallidum* (sífilis).
  - *Vibrio cholera.*
  - *Yersinia pestis* (peste).
- Organismos que respondem à ***doxiciclina*** e são de particular interesse:
  - *Helicobacter pylori*, que está implicado na úlcera péptica recorrente.
  - Cepas de *Plasmodium falciparum* (malária *falciparum* africana) resistentes à cloroquina.

As tetraciclinas são agentes quelantes de cátions multivalentes. A ***tetraciclina*** tem uma meia-vida curta e deve ser administrada a cada seis horas. A *minociclina* pode ser tomada duas vezes ao dia, e a doxiciclina, uma vez ao dia. A ***tetraciclina*** sofre excreção renal, a *minociclina* sofre excreção tanto renal quanto biliar e a ***doxiciclina*** sofre apenas excreção biliar.

Aplicação clínica

- As tetraciclinas causam lesões de ossos e dentes porque são agentes quelantes. Para evitar lesões dentais permanentes, bebês e crianças entre as idades de quatro meses e sete anos não devem, preferencialmente, receber tetraciclinas. As lesões dos dentes decíduos podem ser prevenidas evitando as tetraciclinas durante o segundo e o terceiro trimestres da gravidez e durante os primeiros doze meses após o nascimento.

- **Interação alimentar:** Com exceção da *minociclina*, as tetraciclinas são pouco absorvidas quando ingeridas com laticínios, antiácidos e outros alimentos que contenham cátions multivalentes em altas concentrações.
- Superinfecções do trato gastrointestinal e da vagina por *Candida albicans* ocorrem muito rapidamente.

11.3.9 As estreptograminas

Uma combinação de duas estreptograminas, chamadas *quinupristina* e *dalfopristina*, tem provado ser muito efetiva contra uma variedade de bactérias gram-positivas **resistentes a múltiplas drogas** e também organismos gram-negativos selecionados. Eles são:

- MRSA.
- *Streptococcus pneumoniae*, que é resistente à penicilina.
- *Enterococcus faecium*, que é resistente à vancomicina.
- *Moraxella catarrhalis.*
- *Neisseria meningitidis* e *N. gonorrhoea.*
- *Legionella pneumophila.*

A combinação de drogas é administrada por injeção parenteral e exibe um efeito pós-antibiótico muito significativo.

11.3.10 Os aminoglicosídeos

Esses agentes antimicrobianos constituem um grupo significativo e muito importante de agentes antibacterianos que inclui exemplos como a *gentamicina*, a *tobramicina*, a *neomicina*, a ***estreptomicina***, a *amicacina*, a *canamicina*, a *netilmicina*, etc. Essas drogas são altamente polares (hidrossolúveis) e, portanto, não são absorvidas pelo trato GI. A administração oral da neomicina, por exemplo, erradica os "microorganismos KEEPS" do trato gastrointestinal antes de uma cirurgia colo-retal. Elas não atravessam a barreira hematoencefálica, a não ser que meninges inflamadas (como acontece na meningite) permitam sua passagem através dessa barreira.

Os aminoglicosídeos são reservados para infecções gram-negativas sérias e com risco de morte, já que seu espectro se apresenta como se segue:

- Microorganismos "KEEPS".
- *Pseudomonas.*
- *Staphylococcus aureus* (inclusive MRSA).
- *Mycobacterium tuberculosis* (a ***estreptomicina*** é usada no tratamento da TB).

As falhas em seu espectro são clinicamente significativas:

- Bactérias anaeróbias, tanto gram-positivas quanto gram-negativas.
- Estreptococos e enterococos.

Aplicação clínica

- Pelo fato de os aminoglicosídeos exibirem um efeito pós-antibiótico significativo em combinação com um índice de eficácia dependente da concentração e por serem muito tóxicos, a tendência atual é administrar a dose diária inteira, uma vez a cada vinte e quatro horas. Isso diminui os efeitos colaterais tóxicos quando comparado com doses diárias divididas que são administradas a cada oito ou doze horas.
- A duração do tratamento também determina o grau de toxicidade visto com essas drogas. Elas são geralmente menos tóxicas quando o tratamento não dura mais do que nove a dez dias (Sommers, 2000, p. 280-281).
- Quando as concentrações séricas dessas drogas sobem para níveis extremamente altos, elas podem causar paralisia da musculatura esquelética. A apnéia acontecerá quando os músculos respiratórios forem paralisados. Esse efeito colateral perigoso pode ser neutralizado pela administração de *neostigmina*.
- A *neomicina* é tóxica demais para uso sistêmico, mas preparações para olhos, ouvidos e pele contêm esse antibiótico.
- A *canamicina* é usada em preparações antidiarréicas e é, portanto, administrada oralmente para exercer seus efeitos dentro da luz do trato gastrointestinal.

Os aminoglicosídeos são nefro e ototóxicos. A perda da audição é permanente. Eles apresentam um índice terapêutico estreito e o monitoramento dos níveis séricos (ver Parágrafo 11.1.4) constitui uma prática prudente. Os aminoglicosídeos exibem uma atividade bactericida dependente de concentração e um efeito pós-antibiótico significativo (ver Parágrafo 11.1.3).

11.3.11 As fluoroquinolonas

As fluoroquinolonas podem ser divididas em três gerações e diferem das quinolonas originais por possuírem um átomo adicional de flúor em sua estrutura química. As quinolonas originais são representadas pelo **anti-séptico do trato urinário** *ácido nalidíxico*. Uma quinolona urinária de primeira geração mais nova, a *cinoxa-*

Anti-séptico do trato urinário: Um agente antimicrobiano que não influencia os microrganismos comensais fecais normais e não exibe nenhum efeito antibacteriano sistêmico. Em outras palavras, apenas pode ser usado no controle das ITUs.

*zina**, apresenta uma efetividade e um espectro antibacteriano melhorados. Outro anti-séptico do trato urinário, não relacionado às quinolonas, mas freqüentemente encontrado na prática clínica, é a *nitrofurantoína*.

As **fluoroquinolonas de primeira geração** exibem um espectro e falhas que o acompanham que são muito similares àqueles dos aminoglicosídeos, com a vantagem de se encontrarem disponíveis em preparações para administração oral. O **ciprofloxacino**, o *ofloxacino* e o *lomefloxacino* são, portanto, efetivos contra os estafilococos (inclusive MRSA), as enterobactérias gram-negativas e **Pseudomonas**. Contudo, não são adequados no tratamento de infecções do trato respiratório superior, porque não são efetivos contra estreptococos. Eles são efetivos contra *Haemophilus influenzae* e *Neisseria gonorrhoea*. Assim, essas fluoroquinolonas são úteis no tratamento de infecções do trato urinário (ITUs). Elas também cobrem em seu espectro todos os microorganismos comuns que são responsáveis pela enterite bacteriana.

As **fluoroquinolonas de segunda geração** mais novas, incluindo o *grepafloxacino* e o *clinafloxacino*, agora também exibem uma eficácia aumentada contra *H. influenzae*, mas são menos efetivas contra *Streptococcus pneumoniae* e MRSA. No entanto, uma **terceira geração** foi desenvolvida. Agora, essas drogas também exibem uma ação antimicrobiana efetiva contra os organismos gram-positivos, incluindo os pneumococos e estreptococos. A terceira geração inclui drogas como o *moxifloxacino* e o *gatifloxacino*, que pertencem ao Grupo A da terceira geração, e a *gemifloxacina**, que representa o Grupo B.

Efeitos adversos: As quinolonas exibem uma afinidade por cartilagens em desenvolvimento e não devem, portanto, ser administradas a crianças e jovens com menos de 17 anos de idade ou a pacientes do sexo feminino gestantes ou em período de aleitamento. O *ciprofloxacino* e o *moxifloxacino* causam fotossensibilidade. O *grepafloxacino* causa um alongamento do intervalo QT, no eletrocardiograma (ECG). O *ofloxacino* pode causar insônia. As fluoroquinolonas são agentes quelantes. Elas não devem, portanto, ser tomadas com antiácidos. Essas drogas são também contra-indicadas na ocorrência de epilepsia.

11.3.12 O cotrimoxazol

O ***cotrimoxazol*** combina dois agentes antimicrobianos diferentes que inibem a síntese do ácido fólico em microrganismos suscetíveis. Esses dois agentes são a *trimetoprima* e o *sulfametoxazol*. A *trimetoprima* (uma diaminopirimidina) é um inibidor não competitivo da enzima redutase ácida di-hidrofólica, que catalisa a conversão do ácido di-hidrofólico em ácido tetra-hidrofólico. Por outro lado, o *sulfametoxazol* (uma sulfonamida) compete com o PABA (ácido paraminobenzóico) pela enzima que facilita a introdução do PABA na molécula de ácido fólico.

Os dois agentes inibem dois passos consecutivos no processo de metabolismo do ácido fólico do microorganismo (ver Figura 11-1). Isso é conhecido em termos farmacológicos como **bloqueio seqüencial** de um processo metabólico. A conseqüente deficiência de ácido fólico mata o microorganismo, mas causa pouco dano a seres humanos, já que nosso ácido fólico é derivado de nossa dieta.

O ***cotrimoxazol*** tem um espectro muito amplo, mas **não** é eficaz contra *Pseudomonas*, *Serratia*, *Treponema pallidum*, microorganismos anaeróbios ou fungos. Entretanto, ele é excepcionalmente eficaz contra a pneumonia causada por protozoário, **PCP**, vista em doentes de AIDS e causada por *Pneumocystis carinii*. Por conter uma sulfonamida, o ***cotrimoxazol*** é absolutamente contra-indicado em casos de **porfiria**.

11.3.13 Os agentes antimicobacterianos

A discussão dessas drogas antimicrobianas em detalhes não entra nos objetivos deste texto. No entanto, a seguir encontra-se um breve panorama dos agentes mais importantes usados no tratamento da tuberculose (TB) e da lepra.

Drogas anti-TB: A tuberculose nunca é tratada com um único agente antimicobacteriano. As drogas disponíveis estão divididas em agentes de primeira e de segunda linha, com base em sua segurança e efetividade. Com exceção da ***estreptomicina***, um aminoglicosídeo, todas as drogas anti-TB são potencialmente hepatotóxicas (isto é, tóxicas ao fígado) e administradas oralmente. A toxicidade ao fígado requer um monitoramento cuidadoso das funções hepáticas, especialmente em pacientes com doenças hepáticas preexistentes. A ***estreptomicina*** é administrada por via intramuscular e é particularmente ototóxica.

- **Drogas de primeira linha**
  - ***Isoniazida (INH)***: Essa é a mais potente droga anti-TB disponível e é também a mais segura para se usar. A ***INH*** é também o único agente antimicrobiano a ser usado na **profilaxia** efetiva da tuberculose. A ***INH*** deve sempre ser administrada com a vitamina B_6, como uma medida preventiva contra a neurite periférica.
  - ***Etambutol***: Distúrbios da visão podem ocorrer com o uso dessa droga, ainda que esses distúrbios sejam reversíveis quando a droga é descontinuada. Essa droga é contra-indicada para crianças pequenas, nas quais uma medição precisa da acuidade visual não é possível.
  - ***Rifampicina***: Um grande cuidado deve ser tomado quando se tratam pacientes com doenças hepáticas preexistentes, já que uma disfunção fatal

---

PCP: PCP, ou pneumonia por *Pneumocystis carinii*, é uma infecção característica da AIDS.

pode se desenvolver. A ***rifampicina*** é também muito potente e é a droga de escolha nos casos de falha de tratamento por causa de uma resistência contra ***INH***. Ela é também um potente indutor de enzimas do fígado. As secreções corpóreas são tingidas de laranja pela ***rifampicina***. Essa droga deve ser administrada diariamente, em vez de intermitentemente. **A *rifampicina* é também usada como uma droga profilática na prevenção da meningite meningocócica.**

- ***Pirazinamida***: O dano ao fígado pode ocorrer sem aviso prévio. Essa droga deve ser usada apenas quando os níveis séricos de AST puderem ser regularmente monitorados.

O tratamento é geralmente dividido em dois estágios. Durante o primeiro estágio, três ou até quatro drogas diferentes são administradas por um período de aproximadamente dois meses. Por causa da resistência a drogas, a monoterapia nunca é tentada. Durante o segundo estágio, apenas duas drogas são usadas, mas o curso do tratamento típico durará outros quatro meses.

- **Drogas de segunda linha**: Essas são drogas de reserva muito tóxicas que raramente são usadas. Elas são a *etionamida*, a ***estreptomicina***, a *tiacetazona* e o *ácido paraminossalicílico (PAS)*. A ***estreptomicina*** é especialmente tóxica ao aparelho vestibular, e o dano conseqüente é permanente. A *etionamida* causa náusea severa, vômitos e depressão.

Drogas antilepra: Uma combinação de ***rifampicina***, *clofazimina* e *dapsona* é usada. Outros agentes efetivos são a *minociclina* e as fluoroquinolonas. O tratamento deve ser individualizado.

11.3.14 O metronidazol

O ***metronidazol*** é um derivado de imidazol e é altamente eficaz contra os seguintes microorganismos:

- Os bacilos anaeróbios gram-negativos (como *Bacteroides fragilis*).
- *Helicobacter pylori* (como parte do assim chamado "esquema tríplice").
- *Clostridium difficile.*
- *Entamoeba histolytica* (disenteria amebiana).
- *Giardia lamblia.*
- *Trichomonas vaginalis.*

Uma desvantagem é que o ***metronidazol*** é efetivo apenas contra os organismos anaeróbios obrigatórios. A penicilina G, no entanto, completará seu espectro contra os enterococos anaeróbios facultativos. O *cloranfenicol* é a única droga que é efetiva contra todos os organismos anaeróbios.

Supositórios de ***metronidazol*** são efetivos como uma medida profilática, já que a droga é bem absorvida a partir do reto. A droga apresenta muito poucos efeitos colaterais, mas tem uma interação significativa com o álcool. O metabolismo normal do álcool no organismo é ilustrado na Figura 11-3.

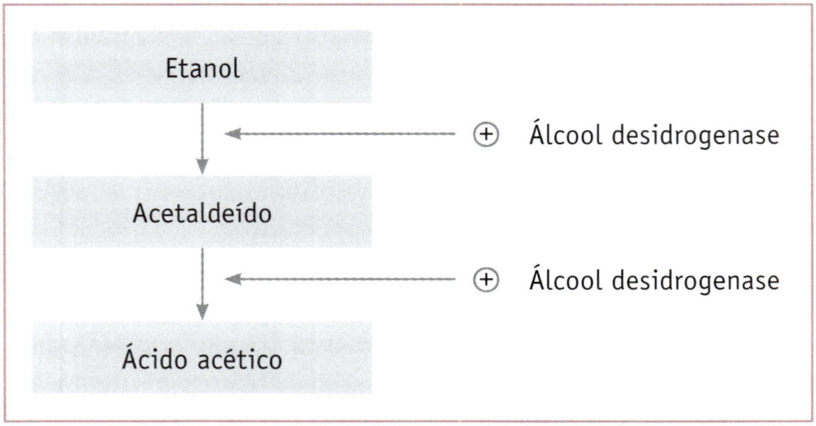

Figura 11-3 Metabolismo do álcool no organismo humano

O ***metronidazol*** é um inibidor da enzima aldeído desidrogenase. Isso implica que o acetaldeído se acumulará na corrente sanguínea, com subseqüente náusea e vômitos, e também outros sintomas da "síndrome do acetaldeído" (incluindo vasodilatação com uma resultante taquicardia reflexa). O *dissulfiram*, usado no tratamento do alcoolismo crônico, tem um mecanismo de ação semelhante. Pacientes recebendo tratamento com ***metronidazol*** devem, portanto, ser alertados para não combinarem seu tratamento com nenhuma forma de álcool.

11.4 DROGAS ANTIFÚNGICAS

Para propósito de tratamento com drogas, as infecções por fungos podem ser categorizadas como sendo superficiais (por exemplo, as infecções dermatófitas) ou sistêmicas. Infecções superficiais comumente encontradas são a *Tinea pedis* (tinha dos pés – pé de atleta), *Tinea capitis* (tinha do couro cabeludo), *Tinea corporis* (tinha do corpo), *Tinea cruris* (tinha inguinal ou inguinocrural) e *Tinea barbae* (coceira de barbeiro), assim como a monilíase da pele (isto é, infecções de pele causadas por *Candida albicans*).

11.4.1 Drogas antifúngicas tópicas

Ceratolíticos controlarão efetivamente as infecções do tipo tinhas da pele. Os ceratolíticos incluem o *ácido salicílico* e o *tolnaftato*. Os azóis (ver Parágrafo 11.4.5) e a *terbinafina* também podem ser usados e são eficazes também contra a candidíase. Infecções por fungos nas unhas podem ser tratadas com *amorolfina*.

11.4.2 Drogas antifúngicas sistêmicas contra infecções superficiais

Drogas sistêmicas podem ser usadas para tratar infecções superficiais. A ***griseofulvina*** é efetiva contra a maioria das infecções dermatófitas e é altamente lipofílica (deve ser preferencialmente tomada com uma refeição gordurosa). As desvantagens da ***griseofulvina*** incluem o fato de que essa droga pode exibir uma sensibilidade cruzada com a penicilina, pode provocar a porfiria e não é eficaz contra infecções fúngicas sistêmicas. Os azóis (ver Parágrafo 11.4.5) e a *terbinafina* também podem ser administrados sistemicamente. O tratamento sistêmico com *terbinafina* é muito eficaz contra uma onicomicose (uma infecção dermatófita das unhas) e requer um período de tratamento muito mais curto do que a *griseofulvina*.

11.4.3 Os antibióticos poliênicos

Esse grupo de agentes antifúngicos inclui a ***nistatina*** e a *anfotericina B*. As drogas não são rapidamente absorvidas a partir do trato gastrointestinal, tornando as suspensões, os comprimidos e os géis orais adequados para o tratamento da monilíase do trato gastrointestinal. A ***nistatina*** é a droga de escolha no tratamento da candidíase oral ("sapinho").

A *anfotericina B* pode também ser administrada por via intravenosa para um tratamento efetivo da maioria das infecções fúngicas sistêmicas. Contudo, ela é uma droga muito tóxica, que exibe vários efeitos adversos. Estes incluem possíveis lesões renais que podem evoluir para um dano renal irreversível. A administração **intratecal** é requerida para o tratamento da meningite fúngica.

11.4.4 A flucitosina

Essa droga é bastante tóxica e pode causar dano hepático e supressão da medula óssea. No entanto, ela é efetiva contra as leveduras e organismos semelhantes a leveduras, como *Cryptococcus neoformans* e *Candida albicans*.

11.4.5 Os azóis

Esses são agentes antifúngicos de amplo espectro. O grupo pode ser subdividido em:

- **Os imidazóis**: O ***metronidazol***, usado no tratamento de infecções causadas por bactérias anaeróbias e certos protozoários, pertence a este grupo (ver

Parágrafo 11.3.15). Os imidazóis usados no tratamento de infecções fúngicas, entretanto, incluem o *econazol*, o *cetoconazol* e o *miconazol*. Estes são os azóis de escolha no controle das infecções dermatófitas, incluindo a candidíase.

- **Os triazóis**: Esse grupo inclui agentes antifúngicos como o *fluconazol* e o *itraconazol*. São importantes drogas **sistêmicas** e não são a primeira escolha no tratamento de infecções dermatófitas.

Alguns dos azóis não são rapidamente absorvidos no trato gastrointestinal e são, portanto, apenas adequados para tratamento tópico. As drogas sistêmicas que são particularmente bem absorvidas são o *cetoconazol*, o *itraconazol* e o *fluconazol*.

11.5 DROGAS ANTIPARASITÁRIAS

Parasitas patogênicos importantes incluem os seguintes:

- Protozoários, como o parasita da malária, e os vermes da esquistossomose e intestinais.
- Infestações ectoparasitárias (isto é, pediculose e escabiose).

11.5.1 Malária

No Brasil, quase todos os casos de malária são causados pelo *P. falciparum* ou *P. vivax*. O *Plasmodium falciparum* é hoje resistente a muitas das drogas antimaláricas e o tratamento preconizado para casos não complicados é a mefloquina. Em casos muito graves, recomenda-se o uso dos chamados derivados sesquiterpeno-lactânicos (*artesunato sódico* e outros).

Em geral, não se recomenda, no Brasil, a profilaxia medicamentosa e sim a proteção contra picadas do mosquito transmissor. No entanto, em casos especiais poderá ser feita com a associação *cloroquina* + *pirimetamina* ou com a *mefloquina*.

11.5.2 Esquistossomose

A droga de escolha é o ***praziquantel***. Ele efetivamente erradica todas as três espécies de *Schistosoma* que infectam seres humanos, durante todos os estágios do ciclo de vida desses parasitas. Ele é também a droga de escolha no tratamento da cisticercose do sistema nervoso central.

11.5.3 Vermes intestinais

- O ***mebendazol*** é uma droga anti-helmíntica de largo espectro e é eficaz contra uma grande variedade de vermes intestinais (inclusive *Enterobius*, *Ascaris*, *Necator*, *Trichuris* e *Taenia*). O *albendazol* tem um espectro similar, com a adição do verme intestinal *Strongyloides stercoralis*. A ***niclosamida*** é efetiva contra tênias e é a droga de escolha nas infestações por tênias. O *praziquantel* é uma alternativa à ***niclosamida***.

- **Agentes secundários**: No tratamento de infestações intestinais por vermes, a administração adicional de laxantes adequados e a droga de combinação pró-cinética/antiemética ***metoclopramida*** pode ser desejável.

11.5.4 Escabiose e pediculose

Drogas que são capazes de erradicar os ácaros da escabiose (sarna) incluem o ***benzil benzoato*** (uma emulsão para aplicação tópica), o ***monossulfiram*** (que pode ser aplicado à pele como uma solução ou pode estar contido em um sabonete) e uma solução de *hexacloreto de gamabenzeno* que pode ser pincelada sobre a pele. A pediculose (piolhos) pode ser tratada com um xampu que contenha *hexacloreto de gamabenzeno* ou ***permetrina***.

11.6 DROGAS ANTIVIRAIS

Por causa do fato de os vírus serem organismos intracelulares que usam o material genético da célula hospedeira para sua própria replicação, as drogas antivirais são tóxicas aos seres humanos.

Nos casos de gripe, a *amantadina* e o *zanamivir** podem trazer benefícios. Infecções com vírus de herpes podem responder de maneira favorável ao *aciclovir*, *fanciclovir*, *valaciclovir* e *penciclovir*. O *ganciclovir* pode ser usado nos casos de infecções por citomegalovírus.

Um arranjo de agentes antivirais contra o vírus da imunodeficiência humana (HIV) está disponível. As várias categorias de agentes anti-retrovirais inibem diferentes enzimas virais que estão envolvidas na replicação dos vírus. Uma combinação de três diferentes drogas, o assim chamado “coquetel”, tem provado ser a mais efetiva. Os agentes anti-retrovirais incluem *zidovudina*, *estavudina*, *lamivudina*, *nevirapina*, *saquinavir* e *indinavir*.

12

APLICAÇÕES CLÍNICAS SELECIONADAS

12.1 NÁUSEA E VÔMITOS

12.1.1 Panorama fisiológico

O centro de vômito, que é situado na medula oblonga, controla o ato de vomitar (ou emese). Esse centro pode ser estimulado por meio de (1) receptores periféricos e fibras aferentes do nervo vago e sistema nervoso simpático, (2) centros cerebrais superiores (dentro do córtex cerebral), (3) o aparelho vestibular do ouvido interno ou (4) um segundo centro medular envolvido na emese, a zona de gatilho químico-emético. O vômito é geralmente precedido de uma sensação de náusea. Entretanto, a sensação pode também ocorrer sem vômito subseqüente.

O centro de vômito, ou emese:

Esse centro medular fica **dentro da barreira hematoencefálica** e, portanto, responde aos seguintes impulsos:

- Impulsos de centros cerebrais superiores dentro do córtex cerebral, incluindo aqueles que são produzidos por visões, sons e odores nauseantes.
- Impulsos de nervos aferentes a partir do trato gastrointestinal ou de outros órgãos viscerais que são inervados pelo nervo vago ou pelo sistema nervoso simpático, incluindo distensão, irritação e infecção do estômago e duodeno. Impulsos vagais alcançam o centro de vômito por meio do núcleo do trato solitário. Esses impulsos incluem sabores nauseantes.
- Estímulos do aparelho vestibular (ou labirinto) no ouvido interno, a causa dos enjôos por movimento, estimulam o centro de vômito diretamente.

O centro de vômito controla o complexo de eventos e mecanismos motores envolvidos no ato de vomitar.

Receptores: O centro de vômito contém receptores muscarínicos da acetilcolina (do subtipo M_1 ou neural) e receptores histamínicos (do subtipo H_1). A estimulação desses receptores induz náusea e vômito. A via estimuladora por meio do aparelho vestibular, que utiliza os receptores M_1, tem particular importância aqui.

A zona de gatilho químico-emético:

Esta área reage a substâncias químicas na corrente sanguínea, já que está situada **fora da barreira hematoencefálica**, e, portanto, entra em contato com estimulantes na circulação. Substâncias químicas que são capazes de induzir náusea e vômito por meio da estimulação da zona do gatilho incluem:

- Certas drogas, como a *digoxina*, ***morfina***, *apomorfina*, ***teofilina***, *ergotamina* e *levodopa* (um agonista da dopamina).
- Os estrógenos, tomados como anticoncepcionais orais ou produzidos durante a gravidez.
- Agentes citotóxicos e citostáticos usados na quimioterapia contra o câncer (a droga citostática *cisplatina* é um emético particularmente potente).
- Subprodutos metabólicos (derivados do estado urêmico, causado pela insuficiência renal, e cetoacidose diabética).
- Os subprodutos da terapia com radiação (causados pela destruição de células neoplásicas e outras células de tecidos que se dividem rapidamente).

Fibras nervosas aferentes se estendem da zona do gatilho ao centro de vômito para induzir náusea e vômito quando substâncias químicas ativam a zona do gatilho.

Receptores: Receptores da dopamina (do subtipo D_2) e receptores da 5-hidroxitriptamina (do subtipo $5\text{-}HT_3$). A estimulação desses receptores induz náusea e vômito. A dopamina é o neurotransmissor mais importante nessa via.

Ativação periférica:

Como indicado acima, a estimulação dos **receptores periféricos** ou do revestimento mucoso do estômago e duodeno pode também induzir vômito por meio de estimulação periférica (vagal) do centro de vômito.

Receptores: Receptores $5\text{-}HT_3$ são encontrados nas origens dos aferentes do nervo vago no trato gastrointestinal, assim como nas sinapses do núcleo do trato solitário. A estimulação desses receptores ativará o vômito por meio dessa via periférica.

Nota:

O **núcleo do trato solitário** inclui fibras nervosas aferentes de três diferentes nervos cranianos que fazem sinapses com a medula oblonga. Essas são fibras da **via gustativa**, que produz a percepção do paladar. Um ramo do nervo facial (N. VI), o ramo lingual do nervo glossofaríngeo (N. IX) e o nervo vago (N. X) fazem sinapses nesse núcleo, a partir do qual fibras nervosas se estendem para chegar ao tálamo, ao hipotálamo, ao sistema límbico e ao centro de vômito. Aferentes vagais de vários órgãos viscerais também passam através do núcleo do trato solitário.

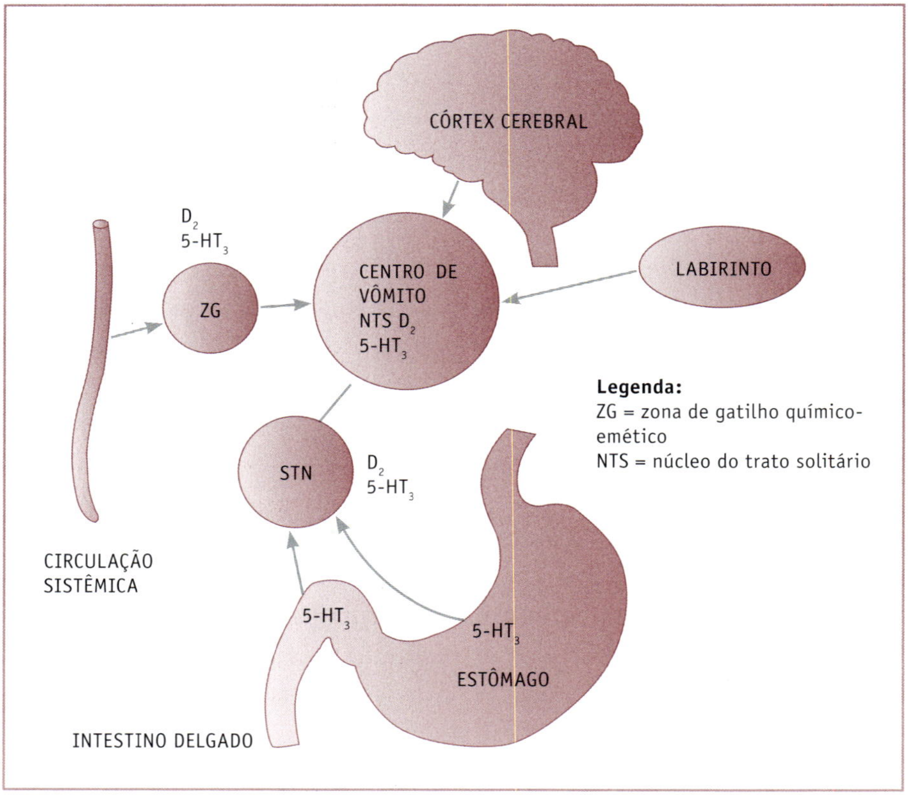

Figura 12-1 Receptores e vias que ativam o centro de vômito na medula oblonga.

A dor visceral, irritação e/ou distensão causada por problemas como a colelitíase (cálculo biliar) e cálculos renais (pedras nos rins) ou o infarto agudo do miocárdio (IAM) estimulam o centro de vômito por meio de fibras nervosas vagais aferentes (e, portanto, o núcleo do trato solitário) e de fibras nervosas simpáticas.

Via gustativa: A via de nervos aferentes envolvida no sentido do paladar.

- Problemas no ouvido interno, inclusive problemas infecciosos e distúrbios de movimento e equilíbrio (como a **doença de Ménière**), estimulam o centro de vômito por meio de fibras aferentes a partir do labirinto (ou aparelho vestibular).
- O aumento da taxa de motilidade gastrointestinal com **drogas pró-cinéticas** pode trazer benefícios durante episódios de náusea ou vômito, já que o ritmo normal de esvaziamento gástrico e de movimentos peristálticos é acelerado. Dois receptores que têm particular importância nesse sentido são os **receptores D_2 pré-sinápticos** e os **receptores 5-HT_4 intestinais**. O bloqueio desses receptores D_2 aumentará a liberação de ACh a partir dos neurônios parassimpáticos no trato GI, causando uma estimulação aumentada dos receptores M_3 no intestino. A estimulação dos receptores 5-HT_4 também facilita a liberação de ACh. A estimulação do receptor M_3 aumentará a contração da musculatura lisa e a taxa de propulsão no esôfago, estômago e intestinos.
- **Células enteroendócrinas** (ou semelhantes às enterocromafins) nas glândulas da mucosa gástrica secretam vários hormônios de ação local e substâncias semelhantes a hormônios que incluem a histamina e a serotonina (5-HT). Drogas citotóxicas causam a liberação da 5-hidroxitriptamina dessas células entero-endócrinas com subseqüente estimulação dos receptores 5-HT_3 nos aferentes vagais no estômago.
- Drogas antieméticas são melhores quando administradas como uma medida **profilática**. A administração de 8 mg de *ondansetrona* parenteral imediatamente antes de uma oncoquimioterapia altamente emetogênica, seguida de mais duas doses de 8 mg a intervalos de duas a quatro horas, por exemplo, provou ser altamente eficaz na prevenção de náusea e vômito induzidos pela quimioterapia. A combinação de *ondansetrona* com um corticosteróide de longa duração como a *dexametasona* aumenta a eficácia da profilaxia antiemética. Além disso, uma benzodiazepina como o ***diazepam*** pode aliviar a ansiedade da expectativa de náusea e vômito em um paciente que já tenha experimentado esses efeitos colaterais anteriormente.
- Existem três grupos importantes de drogas antieméticas (drogas usadas para neutralizar náuseas e vômitos). Esses agrupamentos são relacionados aos seus mecanismos de ação mais proeminentes.

Doença de Ménière: Uma desordem do labirinto, causada pela dilatação dos dutos linfáticos da cóclea, com um resultante acúmulo de fluido do ouvido interno no saco endolinfático. Esse problema pode causar náusea severa e vômitos, acompanhados por outros sintomas de distúrbio do labirinto, como zumbido, vertigens e uma perda progressiva da audição.

12.1.2 Drogas antieméticas

Os antagonistas de receptores muscarínicos e histamínicos

- Como os receptores M_1 têm particular importância no vômito causado por impulsos aferentes vindos do aparelho vestibular, essas drogas são altamente benéficas no controle farmacoterapêutico dos enjôos por movimento e da doença de Ménière.
- É também clinicamente relevante lembrar que o bloqueio dos receptores M_1 e H_1 no centro de vômito implica que todas as vias aferentes para dentro do centro sejam efetivamente bloqueadas.
- Drogas específicas incluem:
  - *Hioscina*, aplicada como um adesivo epidérmico* atrás do pavilhão auditivo (uma das mais finas áreas de pele do organismo): a hioscina é um antagonista competitivo da ACh nos receptores muscarínicos. Ela exibe excelentes qualidades de penetração e absorção, já que é lipossolúvel com um pKa de 7,8 e, portanto, causa efeitos colaterais sobre o SNC menos pronunciados e menos desagradáveis com a aplicação transdérmica.
  - Os anti-histamínicos de tipos mais antigos agem como **bloqueadores multipotentes de receptores** (ver Capítulo 1), incluindo tanto os receptores muscarínicos quanto os receptores H_1 no centro de vômito: a *ciclizina**, que não causa uma sonolência pronunciada, é bem tolerada da mesma forma por crianças e adultos e é, provavelmente, um dos antieméticos mais bem conhecidos e amplamente usados. Ela se encontra disponível em uma variedade de formas de dosagem e fórmulas medicinais para administração oral, parenteral e retal. No Brasil, existe a meclizina.
  - A *cinarizina* é especialmente útil no caso de náusea e vômitos induzidos pelo labirinto, sendo preferida por viajantes marítimos e marinheiros para a prevenção dos enjôos do mar.

Os antagonistas de receptores muscarínicos, histamínicos e dopamínicos

- A ***prometazina***, a fenotiazina que é famosa por sua ação anti-histamínica, também bloqueia os receptores muscarínicos (em uma extensão menor) e os receptores da dopamina (o principal efeito da fenotiazina).
- A ***prometazina*** é, portanto, efetiva no controle da náusea e dos vômitos no centro de vômito, na zona do gatilho e no núcleo do trato solitário. Ela causa uma sonolência pronunciada.

Os antagonistas dos receptores dopamínicos

- Esses receptores são os mais importantes alvos de drogas na zona do gatilho. Antagonistas da dopamina, como a *domperidona* e a ***metoclopramida***, que bloqueiam esses receptores, são altamente eficazes como drogas antieméticas. A **metoclopramida** também bloqueia os receptores 5-HT_3 quando doses maiores dessa droga comumente usada são administradas.
- A ***metoclopramida*** é um antagonista dos receptores D_2, um antagonista dos receptores 5-HT_3 e um agonista dos receptores 5-HT_4, agindo, portanto, como um antiemético no núcleo do trato solitário, na zona do gatilho e nos aferentes vagais (isto é, apresenta tanto atividade antiemética central quanto periférica). O agonismo nos receptores 5-HT_4 explica a sua atividade pró-cinética (ver Capítulo 9). A ***metoclopramida*** geralmente não causa sedação pronunciada, mas pode provocar efeitos colaterais extrapiramidais em uma pequena porcentagem de pacientes, especialmente em crianças.
- A *domperidona* não atravessa a barreira hematoencefálica para penetrar no SNC, mas mesmo assim é eficaz no controle do vômito central, já que a zona do gatilho fica fora da barreira hematoencefálica. Sua ação antidopamina é similar àquela da metoclopramida, sem os efeitos colaterais extrapiramidais.
- As ***fenotiazinas*** (ver Capítulo 5): As drogas que pertencem ao grupo das fenotiazinas são todas bloqueadoras multipotentes de receptores. Isso inclui o antagonismo pelos receptores da dopamina. A ***prometazina***, com sua ação antimuscarínica e anti-histamínica mais pronunciada, já foi discutida. A *proclorperazina** (em um grau maior) e a ***clorpromazina*** (em um grau menor) são as fenotiazinas de escolha no controle de náusea e vômitos.

Os antagonistas dos receptores da 5-hidroxitriptamina (5-HT_3)

- Os receptores 5-HT_3 são encontrados tanto centralmente (na zona do gatilho) quanto perifericamente nas origens dos aferentes vagais no trato gastrointestinal. As células enterocromafins nas glândulas gástricas do estômago liberam serotonina (ou 5-HT), entre outros hormônios de ação local e substâncias semelhantes a hormônios. Drogas citotóxicas fazem com que essas células liberem serotonina, que por sua vez estimula os aferentes vagais e, assim, induz náusea e vômitos.
- *Ondansetrona*, *granisetrona* e *tropissetrona* são **antagonistas seletivos dos receptores 5-HT_3**. Portanto, bloqueiam esses receptores (1) nas origens dos aferentes vagais, (2) no núcleo do trato solitário e (3) na zona do gatilho.

- Essas drogas são particularmente úteis no controle de náusea e vômitos causados por drogas citotóxicas e oncostáticas.

Aplicação clínica

- Com exceção dos antagonistas dos receptores 5-HT_3 e da *domperidona*, todas as drogas antieméticas podem causar sonolência e um funcionamento prejudicado do SNC.
- Todas as fenotiazinas são capazes de provocar icterícia e devem ser usadas com cuidado em pacientes com patologias do fígado.
- Um antagonista seletivo dos receptores 5-HT_3 (por ex.: *ondansetrona*), em combinação com a *dexametasona*, controlará mais efetivamente a náusea e os vômitos induzidos pela oncoquimioterapia. Doses maiores de ***metoclopramida*** ou uma fenotiazina como a *clorpromazina* podem ser consideradas como uma segunda escolha. As anti-histaminas provaram ser menos efetivas, ainda que bloqueiem os receptores muscarínicos e histamínicos no centro de vômito.
- Náusea e vômitos pós-anestesia responderão a qualquer das drogas antieméticas disponíveis, já que o principal alvo das drogas será a zona do gatilho.
- Algumas preparações de combinações de opióides contêm *ciclizina* como o antiemético que neutraliza os efeitos da ***morfina*** e seus derivados na zona do gatilho.
- Náusea e vômitos severos induzidos pela gestação podem ser controlados com *meclizina*.

12.2 DROGAS OFTÁLMICAS

Revisão sugerida

Anatomia e fisiologia:

- A estrutura e o funcionamento do olho.
- O sentido e a acomodação da visão.

Patologia e fisiopatologia:

- Glaucoma.

12.2.1 Aspectos da estrutura e do funcionamento do olho

Ver Figuras 12-2A e B. Um anel de musculatura lisa, chamada de musculatura ciliar, suspende o cristalino (lente) dos olhos a partir das fibras do ligamento suspensório (ou ciliar). A musculatura ciliar semelhante a um anel contém fibras musculares lisas de dois tipos: fibras meridionais e fibras circulares. O humor aquoso ("fluido semelhante à água") preenche o espaço entre o cristalino (e ligamento suspensório) e a córnea do olho. A íris divide esse espaço em uma câmara anterior e uma posterior.

A formação do humor aquoso é um processo contínuo. Células epiteliais que são encontradas nos processos ciliares (do músculo ciliar) secretam ativamente o fluido, enquanto a reabsorção para a corrente sanguínea acontece por meio das veias conjuntivais. Depois de ser secretado para dentro da câmara posterior do olho, o humor aquoso circula através da pupila para chegar à câmara anterior. A partir daqui, o fluido entra no ângulo entre a córnea e o cristalino (chamado de ângulo iridocorneal), de onde o fluxo entrará na rede trabecular e, finalmente, passará através dos canais de Schlemm para alcançar as veias conjuntivais.

A íris (contendo a abertura pupilar em seu centro) também contém duas diferentes camadas de musculatura lisa. Elas são o esfíncter da pupila (fibras musculares lisas que estão arranjadas de maneira concêntrica ao redor da pupila) e as fibras dilatadoras da pupila (que estão arranjadas ao redor da abertura pupilar de maneira radial).

A inervação das camadas de musculatura lisa do olho é feita por meio do sistema nervoso autônomo. Os músculos ciliares e do esfíncter da pupila contêm receptores muscarínicos (provavelmente do subtipo M_3). As fibras musculares dilatadoras da pupila recebem inervação simpática e contêm receptores α_1.

A estimulação pelo sistema nervoso simpático produz **midríase** (dilatação da pupila) por meio da **contração da musculatura dilatadora da pupila** (a musculatura radial). A estimulação parassimpática produz os seguintes efeitos:

- **Contração da musculatura do esfíncter da pupila**: produz uma conseqüente **miose** (constrição da pupila).
- **Contração da musculatura ciliar**: reduz a tensão sobre as fibras dos ligamentos suspensórios (ciliares) e, portanto, sobre o cristalino. O cristalino, então, adota uma forma mais esférica para acomodar o olho para a **visão de perto**. O corpo ciliar também é movido na direção do **eixo óptico** (o que significa que essa musculatura semelhante a um anel se move para dentro). Isso permite a abertura dos canais de Schlemm e o subseqüente fluxo livre de humor aquoso de volta à circulação venosa.

Eixo óptico: o eixo que conecta os pólos anterior e posterior do olho (não confundir com o eixo visual, que diverge levemente deste).

As **pálpebras** contêm tanto fibras musculares esqueléticas (na sua maioria) quanto fibras musculares lisas (em menor extensão). As últimas recebem inervação do sistema nervoso simpático. Quando as fibras musculares se contraem, as pálpebras são retraídas. A ptose (queda das pálpebras) se segue a uma paralisia de fibras musculares (de qualquer um dos tipos de musculatura).

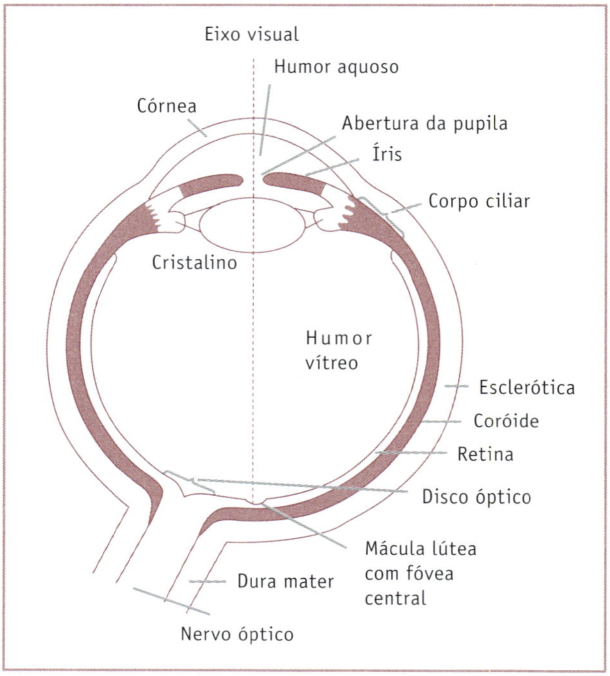

Figura 12-2A Secção através do olho direito no plano horizontal

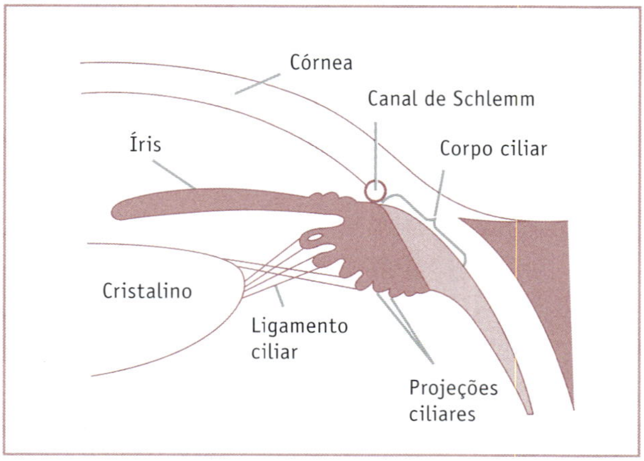

Figura 12-2B Relação anatômica entre o corpo ciliar, o ligamento ciliar e o cristalino

12.2.2 As drogas e o olho

As seguintes drogas podem ser instiladas no olho:

- A ***atropina***, o agente anticolinérgico ou antimuscarínico, produzirá midríase e cicloplegia (relaxamento/paralisia da musculatura ciliar).
- A ***pilocarpina***, o colinérgico alcalóide, pode ser usada como um miótico no tratamento do glaucoma (uma pressão intra-ocular aumentada).
- β-bloqueadores como o *timolol* e o *betaxolol.*
- *Fisostigmina* (um inibidor da colina esterase).
- *Latanoprost* (um análogo da prostaglandina $F_{2\alpha}$).

12.3 O CONTROLE DA HIPERTENSÃO POR MEIO DE DROGAS

Revisão sugerida

Anatomia e fisiologia:

- Controle da pressão sanguínea, incluindo o papel que o sistema nervoso simpático e o SRAA devem desempenhar.

Patologia e fisiopatologia:

- Hipertensão essencial e secundária.

O débito cardíaco (DC) é expresso como uma função do volume sistólico (VS) e da freqüência cardíaca (FC). Em outras palavras, DC = FC x VS. A pressão arterial (PA), em comparação, pode ser expressa como a função do DC e da resistência vascular periférica (RVP), ou seja, PA = DC x RVP. Tanto a atividade de tônus simpático quanto a do SRAA (sistema renina-angiotensina-aldosterona) (ver Figura 12-3) são determinantes do grau de resistência vascular periférica (entre outros fatores). Os principais mecanismos de ação das drogas que são utilizadas no tratamento da hipertensão, isto é, na redução da pressão arterial sistêmica, são:

- Drogas que reduzem a resistência vascular periférica por meio de sua ação vasodilatadora (por exemplo, a inibição do tônus vascular simpático ou dos efeitos vasculares do SRAA).
- Drogas que reduzem a pré-carga cardíaca por meio da diurese, prevenção ou correção da retenção de sódio e água (um efeito claro do SRAA a partir dos efeitos secundários da aldosterona), e pela dilatação dos vasos de capacitância (veias).
- Drogas que suprimem os efeitos simpáticos sobre o funcionamento cardíaco, tanto primariamente quanto secundariamente aos efeitos do SRAA.

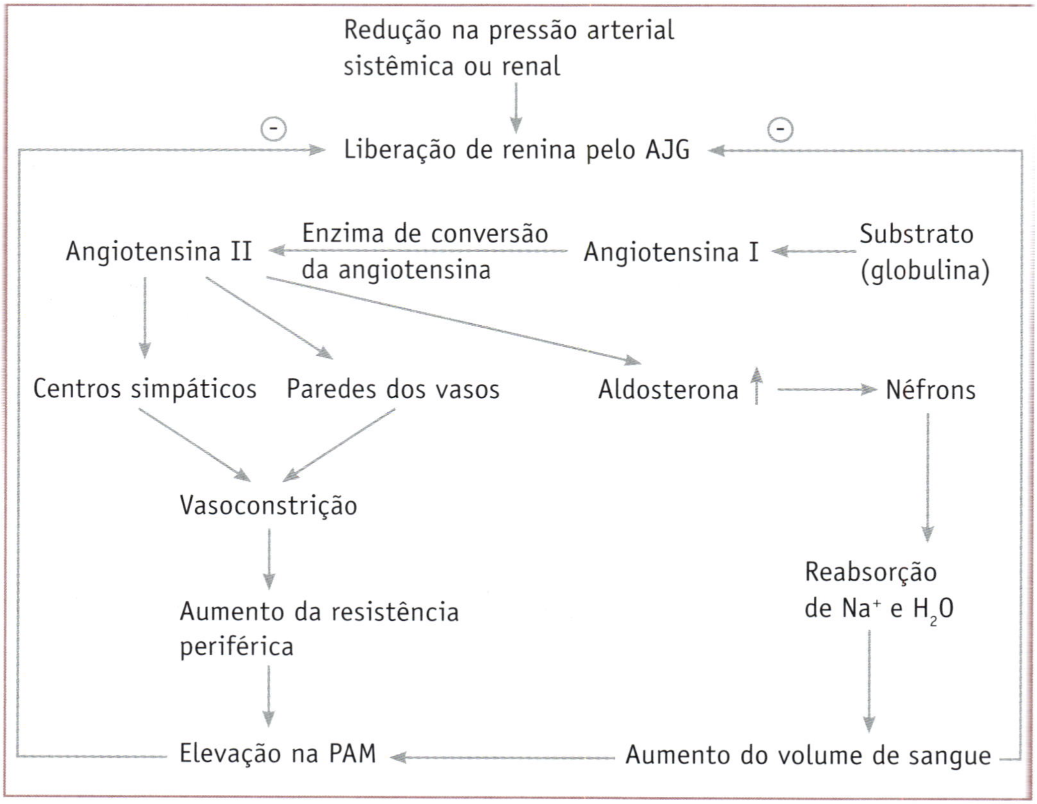

Figura 12-3 Diagrama dos mecanismos que controlam a produção de angiotensina no SRAA.
PAM = pressão arterial média
AJG = aparelho juxtaglomerular

A partir da figura acima, fica bastante clara a importância do SRAA no controle da pressão sanguínea no organismo. Ele é muito provavelmente também o mais importante mecanismo fisiopatológico na patogênese da hipertensão essencial (da qual sofrem nove de cada dez pacientes hipertensos). Os grupos mais importantes de drogas anti-hipertensivas são descritos a seguir.

Os diuréticos tiazídicos

- A *hidroclorotiazida* é considerada a primeira droga anti-hipertensiva. Seus efeitos diuréticos, entretanto, não são a razão primária para sua utilização no tratamento desse problema, mas, sim, seus efeitos sobre as células da musculatura lisa vascular.

- Essas drogas mediam o seguinte efeito sobre as células da musculatura lisa arteriolar: um efluxo de potássio que causa uma hiperpolarização da membrana. Esta se opõe ao influxo normal de cálcio. Como os íons de Ca^{2+} intracelulares são necessários para a contração muscular, a diminuição no influxo de íons cálcio impedirá efetivamente a constrição arteriolar.

Os β-bloqueadores

- Essas drogas reduzem o débito cardíaco. Elas também inibem a secreção de renina, o que por sua vez inibe a formação de angiotensina II e também a secreção de aldosterona pelo córtex adrenal. Ver Parágrafo 5.2.2.
- Essas drogas também bloqueiam os efeitos do assim chamado fator trófico.

Os inibidores da ECA e bloqueadores dos receptores AT_1

- Essas drogas neutralizam ou inibem os efeitos da angiotensina II. Seus efeitos redutores da pressão arterial sistêmica podem ser explicados em termos da inibição dos efeitos vasculares do SRAA, que inclui um acúmulo de bradicinina. A própria bradicinina age como um vasodilatador, mas também causa uma liberação de óxido nítrico (NO) e prostaglandina I2 (ver Capítulo 7).
- O acúmulo de bradicinina é também responsável pela tosse seca persistente, um efeito colateral desagradável que se manifesta em um de cada cinco pacientes que recebem inibidores da ECA. É conhecido como um "efeito de classe", o que significa que todos os inibidores da ECA provocarão esse efeito colateral. Pacientes que sofrem desse efeito colateral devem ter sua medicação trocada por outro grupo de drogas anti-hipertensivas.
- Exemplos bem conhecidos de inibidores da ECA são o ***perindopril***, o *enalapril*, o *lisinopril* e o *ramipril*.
- A estimulação dos receptores AT_1 na glândula adrenal pela angiotensina II causa a secreção de aldosterona, enquanto a estimulação desses receptores nos vasos sanguíneos produzirá os pronunciados efeitos vasopressores da angiotensina II. Exemplos desses antagonistas de receptores são o valsartano, o telmisartano e o losartano.
- Uma nova direção na inibição dos efeitos da angiotensina II é o desenvolvimento dos assim chamados inibidores da vasopeptidase, ou VPIs, dos quais o *omapatrilato** é o primeiro exemplo utilizável.

Os bloqueadores de canais de cálcio

- Os inibidores de canais de cálcio, como já foi mencionado anteriormente, podem ser divididos em dois grupos distintos: o grupo da ***nifedipina***, que provoca uma taquicardia reflexa, e o grupo do *verapamil*, que também inibe as células cardíacas.
- Essas drogas bloqueiam os canais de cálcio do tipo L nas membranas das células da musculatura lisa arteriolar. Elas não são mais consideradas drogas anti-hipertensivas de primeira linha, já que a taquicardia reflexa pode ser fatal em pacientes com doença cardíaca isquêmica.
- O *anlodipino*, o *felodipino* e o *nisoldipino* pertencem ao grupo da nifedipina.

Os bloqueadores de receptores α_1

- Os bloqueadores seletivos de receptores α_1 inibem a vasoconstrição, que é geralmente mediada pelo sistema nervoso simpático. Essas drogas não bloqueiam os receptores α_2 pré-sinápticos e, dessa maneira, não se opõem ao mecanismo normal de feedback negativo. Assim, drogas como a *prazosina* e a *doxazosina* não provocam taquicardia reflexa.

12.4 *DIABETES MELLITUS*

Revisão sugerida

Anatomia e fisiologia:

- O sistema endócrino.
- Funcionamento endócrino do pâncreas.
- As funções da insulina.
- Metabolismo da glicose.

Patologia e fisiopatologia:

- *Diabetes mellitus*, insulino-dependente e não-insulino-dependente.

As duas principais categorias de *diabetes mellitus* são a categoria insulino-dependente (Tipo I)e a categoria não-insulino-dependente (Tipo II).

12.4.1 *Diabetes mellitus* insulino-dependente (Tipo I)

Tipicamente, são os pacientes com *diabetes mellitus* que desenvolvem cetoacidose e requerem insulinoterapia. A insulina é um hormônio peptídico que deve ser administrado por injeção parenteral, já que seria destruído dentro do trato GI se tomado por via oral. A insulina pode ser dividida em preparações de curta ação, de ação intermediária e de ação longa. As preparações de insulina de curta ação podem ser injetadas por via intravenosa e trazem grandes benefícios ao controle do coma diabético.

As preparações de insulina de ação intermediária e de ação longa são suspensões de zinco que não podem ser administradas por via intravenosa. As principais complicações da insulinoterapia incluem o grande perigo real de hipoglicemia e de reações alérgicas (já que a insulina seria constituída de moléculas protéicas que são introduzidas no organismo). Pacientes que sofrem de diabetes Tipo I não devem jamais receber terapia com β-bloqueadores, já que ela pode mascarar os sinais de uma crise de hipoglicemia.

12.4.2 *Diabetes mellitus* não-insulino-dependente (Tipo II)

Pacientes que sofrem de diabetes Tipo II, em oposição aos que sofrem do Tipo I, ainda possuem células β funcionais que produzem insulina. Em muitos desses pacientes, apenas o controle adequado da dieta já pode ser suficiente para controlar seus níveis sanguíneos de glicose. Contudo, um agente antidiabético oral pode ser necessário. Há dois grupos principais dessas drogas: as biguanidas e as sulfoniluréias.

As biguanidas

- Tipicamente, a terapia com biguanidas é indicada no tratamento do paciente diabético Tipo II que está acima do peso ou é obeso.
- A *metformina* inibe a absorção de glicose a partir do trato gastrointestinal e facilita a utilização da glicose nos tecidos periféricos.
- A *metformina* também pode ser combinada com a insulinoterapia para facilitar a utilização mais efetiva da injeção de insulina no caso de diabetes Tipo I.

As sulfoniluréias

- Essas drogas facilitam a liberação de insulina por células β que ainda são funcionais. Elas são derivadas de sulfonamidas.
- Exemplos das sulfoniluréias são a ***tolbutamida***, a ***glibenclamida*** e a *glimepirida*.

12.5 OUTROS PROBLEMAS E GRUPOS DE DROGAS

12.5.1 Reações alérgicas e anafilaxia

Reações alérgicas agudas e a anafilaxia são mediadas pela liberação de histamina a partir de mastócitos degranulados. A histamina, em combinação com outras substâncias vasoativas como a bradicinina, a serotonina, as prostaglandinas e os leucotrienos, causa edema de laringe, broncoespasmos, permeabilidade capilar aumentada e vasodilatação (com uma subseqüente queda da pressão sanguínea arterial), sinais na pele como vermelhidão, prurido e urticária, assim como sintomas gastrointestinais como cólica, náusea, vômitos e diarréia. Os subtipos de receptores de histamina e os efeitos que eles provocam foram descritos no Parágrafo 4.10.

O tratamento de reações alérgicas severas e da anafilaxia é baseado no princípio dos assim chamados **quatro As da anafilaxia**:

- **Adrenalina**: Esse é o suporte principal do tratamento e é usado para a oposição aos efeitos cardiovasculares da histamina. A ***adrenalina*** é uma potente droga simpatomimética que produz vasoconstrição, com um subseqüente aumento da pressão sanguínea arterial. Ela é o antagonista fisiológico, ou funcional, da histamina (ver Nota 3-2).
- **Adrenocorticosteróides**: Essas drogas são usadas para agir contra a resposta inflamatória e proteger o paciente contra uma recaída.
- **Aminofilina**: Essa é uma preparação parenteral de teofilina (teofilina etilenodiamina). A ***teofilina*** inibe a fosfodiesterase e, portanto, aumenta a concentração de cAMP, com subseqüentes efeitos β-adrenérgicos. Ela pode ser usada para aliviar os broncoespasmos severos de uma reação alérgica aguda ou da anafilaxia.
- **Anti-histamínicos**: Os antagonistas competitivos da histamina trazem poucos benefícios ao controle do choque anafilático (como foi explicado na Nota 3-1). Eles são, no entanto, bastante efetivos no controle das manifestações da pele e gastrointestinais das reações alérgicas como prurido, urticária, hematomas e distúrbios gastrointestinais.

12.5.2 Enxaquecas

A serotonina (5-HT) tem sido implicada na patogênese das enxaquecas por meio dos receptores do subtipo 5-HT_1. Durante a típica fase de aura, a 5-HT é liberada das plaquetas sanguíneas para produzir uma vasoconstrição cerebral e uma supressão temporária do funcionamento neurológico. Por causa do fato de a 5-HT ser rapidamente metabolizada na corrente sanguínea, uma vasodilatação acontece subseqüentemente e, então, produz uma dor de cabeça latejante.

A *ergotamina* age como um vasoconstritor não seletivo por meio de sua atividade agonista parcial nos receptores 5-HT_1 e α_1. O *sumatriptano*, o *naratriptano* e o *rizatriptano* são exemplos de agonistas dos receptores 5-HT_{1D}. Esse mecanismo de ação produz vasoconstrição cerebral. Drogas que podem ser usadas como agentes profiláticos incluem os β-bloqueadores, os bloqueadores de canais de cálcio, a ***amitriptilina***, o *pizotifeno* e a *metisergida*.

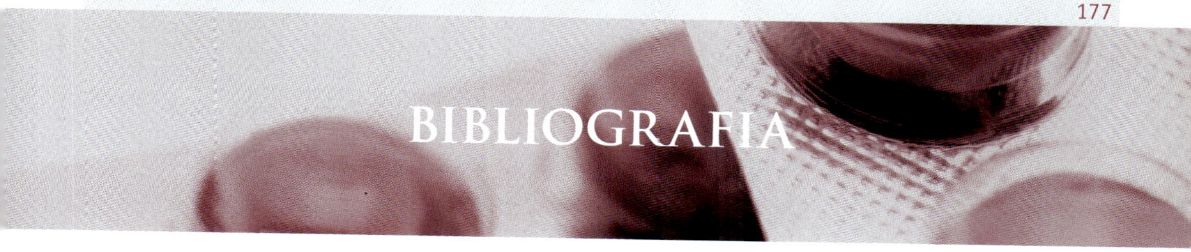

BIBLIOGRAFIA

1. BRENNER, G. M. **Pharmacology**. Filadélfia: W. B. Saunders, 2000.
2. DEPARTAMENTO NACIONAL DE SAÚDE. **Standard treatment guidelines and essential drugs list for South Africa**: primary health care. Pretória: Dep. Nac. de Saúde, 1998.
3. DIRCKX, J. H. (Ed.) **Stedman's concise medical dictionary for the health professions**. 4. ed. Filadélfia: Lippincott Willuiams & Wilkins, 2001.
4. FOSTER, R. W. (Ed.) **Basic pharmacology**. 4. ed. Oxford: Butterworth-Heinemann, 1996.
5. GREENWOOD, D.; SLACK, R. C. B.; PEUTHERER, J. F. (Ed.) **Medical microbiology**: a guide to microbial infections: pathogenesis, immunity, laboratory diagnosis and control. 15. ed. Edinburgh: Churchill Livinsgtone, 1997.
6. GUYTON, A C.; HALL, J. E. **Textbook of medical physiology**. 9. ed. Filadélfia: W. B. Saunders, 1996.
7. HOLUM, J. R. **Fundamentals of general, organic, and biological chemistry**. 6. ed. New York: John Wiley & Sons, 1998.
8. MEYER, B. J.; VAN PAPENDORP, D. H.; MEIJ, H. S.; VILJOEN, M. **Human physiology**: chemical, physical and physiological principles. 3. ed. Cape Town: Juta, 2002.
9. NETTER, F. H. **Atlas of human anatomy**. Basiléia: CIBA-GEIGY Ltda., 1989.
10. O'TOOLE, M. T. (Ed.) **Miller-Keane encyclopedia and dictionary of medicine, nursing, and allied health**. 6. ed. Filadélfia: W. B. Saunders, 1997.
11. SHERWOOD, L. **Human physiology**: from cells to systems. 4. ed. Pacific Grove: Brooks/Cole, 2001.
12. SNYMAN, J. R. (Ed.) **MIMS desk reference 2001**: v. 36. Pretória: MDR, 2001.
13. SOMMERS, De K. **Sommer's pharmacology**. Ed. inglesa. Pretória: Sommers, 2000.
14. VANDER, A; SHERMAN, J.; LUCIANO, D. **Human physiology**: the mechanisms of body function. 7. ed. Boston: W. C. B./McGraw-Hill, 1998.

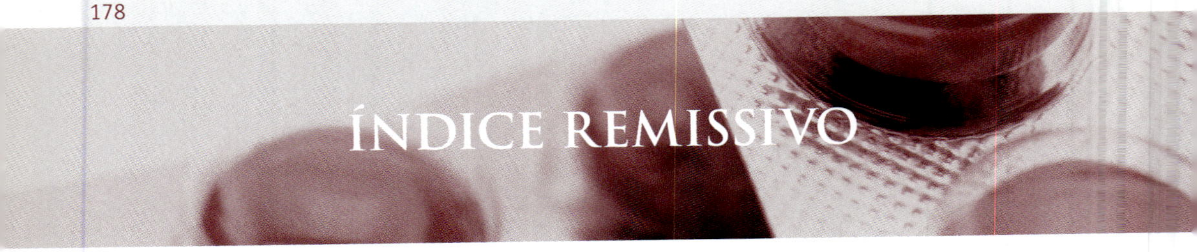

ÍNDICE REMISSIVO

B

C

E

F

G

H

I

N

O

P